「二桁九九」で眠る

眠れないあなたに

野﨑佐和［著］

、さんじゅう

6

37×3=111 さんじゅうしちさ

37×4=148 さん

64×3=192 ろくじゅうしさん

9

くにじゅうに 9

64×2=128 ろくじゅうしにひ

あけび書房

まえがき

眠れないあなたに

眠れないのはつらいですよね。よく分かります。

「二桁九九」という睡眠法は、最初は眠るためではなく、計算力の低下という現実に対処するための、いわば自己流の脳トレとして考えたものです。

就寝時にやっていたらいつの間にか眠っている日が続いて、もしかしたらこれは眠るために良い方法なのではないかと直感的に思いました。脳トレも兼ねた睡眠法ですからまさに一石二鳥というわけです。

「二桁九九」の執筆も終盤に差し掛かった頃、ひょんなことからスマートウォッチを装着するようになりました。その辺の事情は「第Ⅱ部　睡眠を測定する」に詳しく書いてあります。

「睡眠を測定する」と、「不眠症」に悩んでいたはずのわたしが人の２倍も３倍も「深い睡眠」を享受していたという、まるで落語の落ちのような結末になりました。

デジタル技術の進化によって、睡眠はもはや見えない敵ではありません。睡眠の可視化を目の当たりにして、もっと戦略的に自らの睡眠と向き合う時代になったことを実感する日々です。

第1部

「二桁九九」で眠る

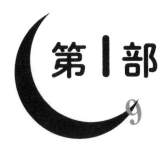

序

ひょんなことから「二桁九九」を就寝時にやるようになり、長年の不眠症に終止符を打つことになった。今でもかかりつけ医に睡眠導入剤を処方してもらってるし、寝つけなくてもんもんと寝返りを打つ夜がなくなったわけでもない。だから厳密に言うと不眠症でなくなったわけではないが、こと不眠に関してはもうこれで充分という対処法に巡り合えた気がする。

不眠症にもいろいろあるだろうが、わたしの不眠症が精神的なものであることは長年の経験から分かっている。その証拠に昔、子どもの付き添いで行ったアニメ映画では大音響の中で爆睡していたし、今でも研修会などで話に興味が持てなくなると、すぐに眠くなる。「眠ってはいけない」と我慢しても、気がつくと居眠りをしている。要するに「眠らねばならない」と考えなければ、わたしはすぐ寝る人なのだ。

「眠らねばならない」というのは一種の強迫観念である。スマホに入れてある国語辞典の大辞林に、強迫観念とは「馬鹿げていると分かっており、考えまいとしても頭から払い除けることができない考え」とあった。「眠らねばならない」と考えることは別に馬鹿げてはいないが、眠れなくなるほど「眠らねばならない」と考えるのはどう考えても馬鹿げている。

ただ、試合や試験を次の日に控えた夜、「眠らねばならない」と考えて、かえって目が冴え冴えとして眠れなくなった経験は誰しもあるはずだ。「眠ってはいけない」と思うほど眠ってしまい、「眠らねばならない」と思えば思うほど眠れなくなる。本当に人間とは、やっかいな生き物である。

「二桁九九」をやり始めたきっかけは、自分の計算力が低下しているという現実に直面したからである。これは数字に強いと思っていた人間にとって結構衝撃的な出来事だった。どうにかせねばと「九九」から入り、「九九」より難易度の高い「二桁九九」を思いついた。「二桁九九」は頭を使う。頭を使うから「眠らねばならない」という強迫観念を排除することができるのかもしれない。そう考えたのは直感である。

直感を説明するのは難しい。直感は別の言い方でピーンとくるとも言う。人間はしばしば物事を瞬時に判断することがあるが、根拠もなく下されたその判断は的を射ていることが多い。ずっとそれが不思議でしかたがなかった。

NHK「プロフェッショナル仕事の流儀　ひるまず壁に立ち向かえ　プロフェッショナルの逆境克服法」を見て、長年の謎が解けた。よほど感じ入ったのだろう。脳科学者茂木健一郎氏の話を詳細に記録している。

> 直感というのは非科学的と思われているが、実は脳科学では最先端のキーワードです。人間は壁にぶつかった時や重大な決断を下す時、論理的な思考よりも感情が訴えかけてくるものに従う傾向があります。これが、いわゆる「直感を信じる」ということです。
>
> 直感は脳の素晴らしい働きのひとつで、論理的に考える時、人は意外と限られた要素しか考えていない。直感は経験、価値観、思いなどを総合的に脳が無意識に判断し、出した答え、あるいは決断であって、そこにはコンピューターなど比較にならない大きな情報が詰まっているのです。

「二桁九九」が不眠症に効果があるのではと思った直感が、不眠症に長年苦しんできた自身の経験や価値観や思いから導き出されたとすれば、本書の執筆はまるで針の穴から天を覗くようなものかもしれない。まさに狭い見識で大きな物事について勝手な解釈をするというたとえのとおりである。

「眠らねばならない」という強迫観念を排除するために「二桁九九」をやる。これが厳密に言うと脳のコントロールなのかどうか定かではないが、少なくとも就寝時に音楽を聴いたり、アロマオイルを焚いたりするような、いわゆる脳をリラックスさせる睡眠法とはまったく別物であることはたしかである。

疲れてくたくたなのに眠るために「二桁九九」をやるなんて冗談じゃないと拒否反応を起こす人の気持ちはよく分かる。わたしも「二桁九九」が睡眠法というだけでなく、脳トレも兼ねていると思うからこそやっているところがある。

多くの人が仕事が終わると飲みに行く。リラックスし、明日の英気を養うためである。なかには、健康のために、仕事終わりにジムに行ったり、プールで泳いだりする奇特な人もいる。仕事や日常では使わない筋肉を使うことが心身の鍛錬、ひいてはその癒しにつながるからだ。眠るための「二桁九九」もそんなふうに考えてもらえばいいと思う。

1 内視鏡

きっかけは大腸の内視鏡検査だった。

看護師が手慣れた仕草で腸内洗浄剤と紙コップを配っていく。隣の女性はわたしよりずいぶん高齢だ。そのせいか看護師の対応も丁寧だ。説明もゆっくりで、紙コップに腸内洗浄剤を注いでやったりして、「大丈夫ですか？」と何度も繰り返している。別に羨ましかったわけではないが、なんとなく気になった。

そんな2人の様子を横目で見ながら、先ほど言われた言葉を頭の中でリフレインする。「これをだいたい60分で飲んでください。あんまり早く飲んでしまうと効かないこともあるので1時間ぐらいかけて飲み切るようにしてくださいね」

もう何年も前の亡き姑の言葉がふっと浮かんだ。

「はいはい、ありがとサンキューベリマッチ」

入院して付き添っていた時のことである。担当の看護師が病室を出て行った後、姑は首をすくめながらこう言った。それから、まるでいたずらを見つけられた子どもみたいに2人で顔を見合わせて笑った。記憶とはおかしなものだ。

目の前には大きな1.8ℓ入りの腸内洗浄剤と白い紙コップが置いてある。わたしはいつものようにメモ帳の端っこで筆算を始めた。

「紙コップは200ccだから9杯か。9杯を60分で飲むとしたら何分ごとに1杯飲めばいいんだろう？　えーと○分とすると…。○分×9杯＝60分だから60÷9か、ふむふむ…ん？　60÷9っていくつだっけ？　わたしこんな簡単なわり算ができない？」

結局、60÷9の答えが分からないまま、自分に言い聞かせた。

「いやだなあ。わたしは生真面目すぎるのよね。みんな適当にやっているじゃない。くいって飲んで、くいって飲んで…、しばらくしてまた飲んで…。あっそろそろ1時間になるから急がなくっちゃって、くいくいって飲んでしまえばいいのよ」

1時間後、わたしは3分の1ほど残った腸内洗浄剤を前にして先ほどの看護師に怒られることになる。どうやらわたしは10分間に紙コップ1杯のペースで腸内洗浄剤を飲んだようである。

紙コップ1杯200ccを1時間で6杯だから1200ccしか飲んでいない。1200ccは1.2ℓ、飲み切らねばならない量1.8ℓの3分の2である。何事にも万事几帳面な人間にとって「適当に物事を処理する」ということは結構ハードルが高いものだと思い知る。

帰りの電車でつり革にぶら下がりながら、長時間の検査で憔悴した頭の中で60÷9＝6.6666…という式がぐるぐる回る。

「どうしてこんな簡単なわり算ができなかったのだろう？」

9×7＝63だから、コップ1杯の腸内洗浄剤を7分ごとに飲めば63分、だいたい1時間で飲み切ることができたわけである。

ここまで考えて、はっと気づいた。

「えっ！　もしかして、わり算ができなかったのではなくて『九九』ができなかったの？」

わたしは愕然とした。数学は得意だったはずである。文学部にもかかわらず大学も数学で受験したくらいだ。

歳のせい？　60歳を過ぎた頃から何かあると、こんなフレーズが頭をよぎる。同窓会でも、「いやあ、歳のせいか漢字が出てこなくなってねえ」といった会話が飛び交うようになる。そんな時、負けず嫌いのわたしは「フン、そんなことあるもんか」と心の中で反論する。

なんの根拠もなくそう思っているわけではない。わたしは実はあまり漢字が書けない人間だった。そもそも国語のテストで漢字の配点なんて微々たるもので、労力の割に実りが少ない、とさえ思っていた。そんな不勉強がたたって、30代ぐらいまでメモを取る時、ひらがなだらけの文章を見られるのが恥ずかしくて、手で覆い隠していたほどである。

ところが最近では、若い頃に比べてやたら漢字に強くなった。還暦を過ぎ、いわゆる高齢者になると持って生まれた傲慢さがなくなり、向学心なるものが湧いてきた。分からない熟語や漢字が出てくるとスマホでまめに検索するようになった。漢字練習なるものもするようになった。おかげで、メモを取りながら漢字がスラスラと出てくる。快感である。

「できないのは歳のせいなんかじゃない。使ってなかったからできなかっただけ。『九九』もやればできるようになる」

これは単なるポジティブシンキングではない。わたしは経験則からそう考えた。

2 羊が一匹

30年来の不眠症で、ハルシオン0.25mgを就寝時に半錠、朝早く目覚めてしまった時などに残り半錠を飲む。そのうえでアイマスクと耳栓をする。夜中に地震か何かあったらそれまでだとよく思う。睡眠導入剤をこれ以上処方してもらうことはできない。だから、眠れなかったら薬に頼ればいいではなく、これ以上、医者にも薬にも頼ることはできない状況である。

「眠らなくてはと思うから眠れないんだ。何にも考えない…、何にも考えない…」

こう自分に言い聞かせる。それでもどうしても寝れなくて、眼球がまるでドクロのように落ち込んでいき、そのドクロのような暗闇の底でもがき続ける夜をどれだけ過ごしてきたことだろう。

今でこそ眠れなかったら朝寝坊すればいい、と居直ることもできる。しかし、子どもが通学している時にはそういうわけにはいかなかった。娘が高校生だった３年間、早朝５時に起床して15分後には朝食と弁当を用意し、５時半には近くの駅まで車で送った。不眠症のわたしにとって、子育てで一番つらかったのは、絶対に子どもを遅刻させてはいけないというプレッシャーだった。

だから、こんなことをしたら眠れるという話にはすぐに飛びついた。布団に入ったらすぐに眠ることのできる良い方法はないかといつも探していた。そして、波の音のCD、快眠に効果があるというアロマ、安眠枕、とにかく何でも試してみた。

羊が一匹、羊が二匹、羊が三匹…。不眠症の人なら誰でも一度はやってみたことがあるだろう。わたしももちろんやってみた。まず頭の中に羊をイメージしてゆっくり歩かせる。左から歩かせてみたり右から歩かせてみたりしたが、何度頭の中で羊を行き来させても眠れた試しがない。主人公が布団の中で「羊が一万三千六百八十九匹…」とつぶやき、窓辺がしらじらと明けている漫画を見たことがある。この漫画を見た時、もう二度と「羊が一匹」はしないと心に誓った。

要するに、「羊が一匹」でなければ何でもよかったわけである。昼間、「九九」を練習するのも釈然とせず、就寝時にやることにした。まず、布団に潜り込んでから、「いんいちがいち、いんにがに、いんさんがさん…」とぶつぶつ声に出して言ってみた。言えるのかなと訝っていたが、結構スムーズに口から「九九」が出てきて、かえって驚いた。

こうやって「九九」をそらんじるのは小学校以来だ。それにしても、子どもの頃の記憶とは恐ろしい。記憶は新しいものから消えていく。子どもの時に記憶したものは一生忘れないから今のうちに勉強しなさい、とどうして学校の先生たちは教えてくれなかったのだろう。

なんのことはない。「九九」は2、3日ですらすら言えるようになった。1の段から9の段までどんなにゆっくりやっても5分もかからない。1の段から9の段まで3回繰り返し、人に勧められたように100、93、86…と100から7を引いてみたりしたがすぐに終わってしまう。もしかして不眠症対策になるかもしれないと始めたが、そんなに簡単に眠れるわけがない。不眠症をなめてはいけない。

二桁の「九九」はどうだろう。ふと考えたもののさすがに無理だろうと思い直した。いやいやいや、インドでは小学校で二桁の「九九」をやるというし、二桁×二桁は無理でも二桁×一桁ならどうにかなるかもしれない。そんなに努力したわけでもないが、せっかく「九九」がすらすら言えるようになったのだからと、少しバージョンアップしてみることにした。

「九九」と同じように、まず11の段を「じゅういんいちじゅういち、じゅういんにじゅうに…」とやってみる。これが「じゅういちかけるいちはじゅういち、じゅういちかけるにはにじゅうに…」ではいけない。二桁とはいっても「九九」なのだから韻が大事、リズムが大事。そこのところはきちんと押さえなくてはいけない。

やってみると、「二桁九九」はたしかに「九九」のように簡単ではないが、歯が立たないほどでもない。ただ、滅多やたら多い。「九九」は9×9＝81通りしかないが、「二桁九九」は99×9＝891通りある。しかし、数が多いということはいくらやってもキリがないということである。頑固な不眠症にはもってこいかもしれない。

3 行動療法

昔、ある人に不眠症のつらさを訴えた時、「大丈夫！　眠れなくて死んだ人はいないから」と一笑に付された。それ以来、病院で睡眠導入剤を処方してもらう時以外、自分が不眠症だと口にすることはない。

高齢化社会になると不眠などの睡眠障害を抱える人が多くなるという。なるほど、「よく眠れない」という言葉を、自分の周りでも最近、耳にするようになった。世界中で新型コロナウィルスが猛威を奮っているが、実際に家族や親戚、そして近所でも新型コロナウィルスに感染した人はいない。しかし、眠れなくて困っているという人、いわゆる不眠症の人はたくさん知っている。

睡眠導入剤の使い方を間違えている人も2人ばかり知っている。なまじ薬に関する知識があるために飲む量を増量している薬剤師。本人は大丈夫だと思い込んでいるが、周囲はいつか交通事故でも起こすのではないかとハラハラしている。よく眠れないからと、朝っぱらから睡眠導入剤を服用する人も知っている。昼間寝て夜眠れないという定番の悪循環である。

わがままだったが我慢強かった亡き母も、晩年には睡眠導入剤をもっと欲しいと言って聞かなかった。偽薬の存在を知らなかったわたしたち姉妹は困り果て、睡眠導入剤と同じ形状の清涼タブレットを探し回った。結局、どんなにそっくりでも清涼菓子にはペパーミントの味がするという当たり前のことに気づいて諦めた。

睡眠導入剤さえ飲めば、朝まで熟睡できるなら誰も苦労はしない。どんなに不摂生しても高血圧や糖尿病を完治させる薬はないのと同じである。高血圧や糖尿病で薬を服用しても病状がよくならない時、薬を増量しようとする人はいない。それなのに、睡眠導入剤を飲んでも眠れない時には多くの人が増量しようという誘惑にかられるのは何故なのだろう。

わたしもどうしても眠れなくて、睡眠導入剤を増量したことがある。ただ、増量して睡眠時間を確保しても翌日に残る。頭の芯にモヤがかかったような感覚とでもいうのだろうか。頭をスッキリさせるために睡眠導入剤を飲んでいるのにこれでは本末転倒だと気付いてやめたが、眠るためにはこれしかないと思い込み、罪悪感に苛まれながら増量した時の気持ちは忘れられない。

高血圧や糖尿病などの生活習慣病は、薬を服用しても食事や運動といった生活習慣を改善しなければ病気は治らない。生活習慣病を克服するということは決して完治するということではない。患者自身がその病をコントロールできるようになることである。

すべての病気がそうだとは言い切れないが、不眠症の治療の目的も不眠症患者が不眠を自身でコントロールすることができるようになることだと思う。睡眠導入剤を処方すれば、それで治療が完結するわけではないような気がする。

わたしは、長年苦しんできた不眠症を「二桁九九」でコントロールできるようになった。誰にお墨付きをもらったわけではないが、自分自身でそう感じている。そして、最近では「二桁九九」は「眠らねばならない」という強迫観念を排除するという意味で、行動療法に近いのではないかと考えている。

行動療法とは、精神疾患における抗うつ剤による治療といった身体的なアプローチではなく、カウンセリングによる精神的なアプローチのことを意味する。精神疾患特有の感情や行動における著しい偏りをカウンセリングによって変容させる心理療法の総称である。考え方自体を変えるので再発も少なく、薬の依存症といった副作用もないため、近年特にその有効性が見直されてきている。

睡眠障害は精神疾患のひとつであるにもかかわらず、神経質な人間の単なる思い込みや加齢による身体的疾患のひとつでしかないという認識がある。そのために、睡眠導入剤を処方してもらう時には後ろめたいし、睡眠導入剤を飲んでも症状が改善しない時、誰にも相談しにくい。

本書はわたし自身の不眠症と闘ってきた記録でもある。もしもあなたが一人で不眠に悩んでいるのなら、別に「二桁九九」でなくてもいい、わたしの無様な闘病記録を参考にして、自分なりの解決法を見つけ出してもらえればいいと思う。

4 短期記憶

「九九」は式と答えを反復することによって長期記憶として定着させたものだが、眠るための「二桁九九」は答えを暗記するものではない。現在巷で流行っているという、いわゆる記憶術ではない。

眠るための「二桁九九」は長期記憶として定着している「九九」を使って頭の中だけで答えを導き出す。少々難易度の高い暗算を就寝時にやることで、不眠症の元凶である「眠らねばならない」という強迫観念を頭の中から排除する。「二桁九九」は答えを出すこと、早く計算することが目的ではない。眠ることができればそれでいい。

本書の「二桁九九」は二桁と一桁のかけ算である。まず、二桁の数字を10の位と1の位に分け、それぞれに一桁の数字をかける。そして、そのふたつの数字を足すと「二桁九九」の答えが算出できる。

$$13\times6=(10+3)\times6=10\times6+3\times6=60+18=78$$
$$74\times2=(70+4)\times2=70\times2+4\times2=140+8=148$$

慣れてくると頭の中で筆算できるようになる。筆算といっても別に紙に書くわけではない。頭の中で筆算をイメージするだけである。

$$13\times6=\begin{array}{r}13\\ \times6\\ \hline 78\end{array}\qquad 74\times2=\begin{array}{r}74\\ \times2\\ \hline 148\end{array}$$

筆算は、一桁の数字をかける順番が逆になる。最初は二桁の1の位にかけ、それから10の位にかける。「二桁九九」には上記のように二通りやり方があるが、基本的な考え方は同じなのでやりやすい方でやればいい。

これは大事なことなので繰り返して言うが、眠るための「二桁九九」は答えを記憶するものではない。記憶した答えを思い出すのではなく、答えを出す過程に従ってただ淡々と答えを導き出しながら眠りに落ちる。これが「『二桁九九』で眠る」ということである。

例えば、「会話」という人間の行動をたとえてみる。相手の話を覚えた状態で自分の発言したいことを考え、前後関係を記憶しながらお互いの意思の疎通をはかる「会話」を可能にしているのは、「作業記憶」、あるいは「ワーキングメモリー」といわれる短期記憶の働きである。

「二桁九九」の答えを導き出す一連の過程も短期記憶によって成り立っている。「二桁九九」の答えはまず、二桁のそれぞれの位の数字と一桁の数字のかけ算をし、そのふたつの答えを足して算出する。

ふたつのかけ算を同時に計算することはできないので、先に算出した答えをちょっとの間だけ記憶しておかなければならない。最初は先に算出した答えを記憶しておくことができず苦労するが、慣れてくるとそれなりに覚えておくことができるようになる。

就寝時、横になってすぐは「作業記憶」、いわゆる短期記憶がきちんと機能しているので、「二桁九九」は快調に進んでいく。ただし、快調なまま眠りに落ちることができるわけではない。たいがいは時間が経つにつれ、答えがなかなか算出できなくなる。答えが、というより答えを出す過程そのものがトンチンカンになっていく。

作業が滞るのは、先に算出した答えを覚えておくことができなくなるからである。そのことに気づいたのはつい最近である。それが眠くなったサインであることに気づいたのも最近である。どうやら、人間は眠くなると短期記憶が機能しなくなるらしい。毎晩、「二桁九九」をやり続けて分かったことである。そして、実はこのことに気づくか気づかないかが、「二桁九九」をやる習慣が身につくかつかないかの分かれ道でもある。

何事でもやっていくうちに上手くなるものである。「二桁九九」もやっていくうちに上達する。なんだか頭が良くなったような気がして気分がいい。ただし、どんなに毎晩やり続けても、眠りに落ちる前には誰でも「二桁九九が計算できない」状態になる、ということを認識しておく必要がある。

眠る前には「二桁九九が計算できない」ということを認識しておかないと、こんなにやっているのにどうしてできないのだろう、と不愉快な思いをすることになる。何度も経験したが、不愉快なまま眠りに落ちるのは実に気分が悪い。

答えを算出できなくなることが、短期記憶が機能しなくなった、つまり眠くなったサインだと気づいてからは、いつまでたっても上達しないとイライラすることがなくなった。

「二桁九九」ができている間はまだ眠くないのである。「二桁九九」ができなくなったら、「ああ、眠くなったんだな。続けていたらこのまま眠るんだな」と気づくことが「二桁九九」を続けるコツといえばコツなのかもしれない。

「二桁九九」は二桁と一桁のかけ算である。まず、二桁の数字を10の位と１の位に分け、それぞれに一桁の数字をかける。そして、そのふたつのかけ算の答えを足す。それから、「二桁九九」の式に戻り、式と答えを結びつける。つまり、短期記憶にアクセスを繰り返し、答えを導き出す一連の作業である。

昔のことはよく覚えているのに、ついさっき食事をしたことも忘れてしまうのはアルツハイマー型認知症の典型的な初期症状である。アルツハイマー型認知症は短期記憶から失われていく。短期記憶を常に刺激する「二桁九九」は脳の老化防止にも効果があるはずである。

筋トレにもスクワットとかストレッチとかいろいろあるが、読書とも音楽鑑賞とも違う、もちろん一世を風靡した川島隆太教授の脳トレとも違う、不眠症対策を兼ねた脳トレとして「二桁九九」をお勧めする。

5 楽しいことだけを考えながら眠る

ある女性のコラムにこんなことが書いてあった。

「夜、寝る時には今日一日で楽しかったことだけ考えるようにしています。もちろん、毎日楽しいことばかりではありません。悔しいことも失敗することもたくさんありますが、それらはすべて明日に！と先送りにするのです。すると不思議とすぐに眠れます」

介護と仕事をずっと両立させてきた、そして今でも両立させている女性である。眠る時には楽しいことしか考えないという心境に至るまで、もんもんと考え込んで眠れない夜をどれだけ経験してきたことだろう。ネガティヴな言葉を口にせず、いつも前向きに生きていきたいという彼女の気持ちがすごく分かる気がする。

わたしも良いことがあった日は就寝時にベッドの中でそのことを考える。少し早めに床につき、ケーキを味わうように何度も頭の中で反芻する。至福の時というのはまさにこんな時に使う言葉なのだろう。

楽しいことだけを考えながら眠ることを試しにやってみた。やってみて分かったことは、探せば1日のうちで楽しいことはいくつもあるということである。たとえば、体調が悪い時にかかりつけ医の優しさが身にしみたとか、無料のアマゾンプライムの映画がすごく良かったとか、実にたわいないことである。

残念ながら、たわいないことなので幸福感が広がっていかない。腹が立った相手の欠点をあげつらい、あんなところも嫌だとかこんなところも嫌だとか憎しみがどんどん膨れていって収拾がつかなくなるのと対照的である。幸福感が広がっていかないので、とりあえずそれは置いておいて他の楽しかったことを探すことになる。

話が続かないので話題を変えるようなものである。今日はあと何が楽しかったかな、と考えているうちに眠ってしまった。楽しいことだけを考えながら眠るという方法も、実はなかなか優れた睡眠法なのかもしれない。

この歳になってみて分かったことがある。人間には同じ状況でも不幸な人と幸福な人がいる、ということである。もちろん、不幸話ばかりしている人が本当に不幸なのかどうか分からないし、幸せそうに見える人が本当に幸せなのかも分からない。分かっているのは、幸福か不幸かはその人の考え方ひとつだということである。幸福感の大きい方が人間は幸せだということである。

もう20年以上も昔の話だが、冷蔵庫が冷凍庫のついた冷凍冷蔵庫になった時は嬉しかった。ママ友から「冷蔵庫を買い換えたぐらいで、どうしてそんなに嬉しいの？」と怪訝そうな顔をされたことがある。

それからずっと遡ってまだわたしが中学生だった時、氷で冷やしていた我が家の冷蔵庫が電気冷蔵庫になった時も嬉しかった。コンセントを入れて、製氷皿で氷ができるのを家中で首を長くして待った。当時、まだ若かった母もきっとすごく嬉しかったに違いない。

自分の人生に精一杯でそんな余裕もなかったが、最近ふとした折にもう何年も前に逝った母を思う。あの時の母の気持ちはどうだったのだろうかと思い起こしたりする。歳をとるというのは、こういうことなのだろう。

支配者から洗脳され、自分たちは幸せなんだと思い込まされるなんてまっぴらごめんだが、身の回りの小さな幸せを見つめ直す。日常の喜びのひとつひとつを慈しむ。そうやって自分の幸せの感度を上げることは、実は人間が生きていくうえで大切なことかもしれない。

6 脳の自動運転

「二桁九九」を始めてから数か月間、就寝時にそれ以外は考えないようにした。「二桁九九」が本当に不眠症対策になるのか、実際に毎晩やり続けられるのか試してみたかった。何よりも、「二桁九九」の99の段まで頭の中だけで計算することができるのかどうか心配だった。完走できる自信があったわけではない。

11の段、12の段、そして13の段と順番に進めていった。11の段では、なあんだ「九九」の1の段と同じじゃないかとほくそ笑んだ。50の段は数が多い割に簡単に答えを導き出すことができて、頭が良くなったような気さえした。さすがに60の段を過ぎた頃から少し息切れするようになったが、とにかくやり続けた。

不思議なことに最近は、「二桁九九」を始めると比較的すぐに眠りに落ちることができるようになったが、最初の頃はなかなか眠りつくことができなかった。眠りつくまでずいぶん長い時間、「二桁九九」で四苦八苦していた記憶がある。

あんまり長いことやり続けると頭の芯がジーンとしてきて、脳も筋肉痛になるのだと妙に感心したものである。ただ、99×9いわゆるスリーナインを克服してからそうした筋肉痛のようなものはなくなった。実際にできるかどうかという不安からくるストレスだったのかもしれない。

99の段の最後の式 99×9＝891までできた時には嬉しかった。11の段から99の段まで、実際に頭の中だけでやれることが分かって安心した。それからは、今日は疲れ気味だから50の段をやってみようかとか、今晩はなんだか頭がクリアだから70の段から攻めてみようとか気ままにやっていたが、それでも律儀に毎晩、就寝時には「二桁九九」をやることに固執していた。

そんなある日、どうにも腹に据えかねることがあって、ベッドに入るやいなや怒りや腹立たしさで頭の中がいっぱいになった。「二桁九九」どころではなかった。どうしてあんなことを言われなくてはならないのかとか、絶対許さないとか、アイマスクをつけたままそのことばかり考え続けた。ただ、久しぶりだったせいか小気味よかった。なにより気持ちがすっきりした。たまには自分の感情に正直に向き合うのもいいものだと思った。

気の置けないおしゃべりで悪口が止まらなくなるように、怒りにまかせて心の中で相手を糾弾し始めると収拾がつかなくなることがある。だから、自制する必要はあるものの、たまにはガス抜きした方が精神衛生上いいのかもしれない。いつも「見なかったことにしよう」では問題解決はおぼつかない。向き合うべき時に向き合わなければ同じ過ちを繰り返すことになる。

問題に正面から向き合うことは必要だが、大事なのは煮詰まるまで考え続けないことだと思う。「煮詰まる」には長時間煮て水分がなくなるという意味と議論を尽くして結論が出る状態になるという意味以外に、時間が経過するばかりで新たな展開が望めない状態になるという意味もある。

研究者にいいアイディアが浮かんでくるのは仕事や研究中だけではなく、入浴したりジョギングしたりしている時も多い、という話はどうやら本当らしい。わたしも人の名前がどうしても出てこなくて、考えるのを諦めて料理をしていたらポッカリその名前を思い出すことがある。

ずっと不思議で仕方がなかったが最近では、脳は人間が考えるのをやめてもその問題を考え続けているのではないかと思うようになった。しかも、人間が意識的に考えるよりもっと効率的に、ニューロン同士がアクセスし合って問題にアプローチし、結論に達するのではないかとさえ考えるようになった。

人間は意識の上では考えるのをやめているから、まるで答えがぽかっと泡のように浮かびあがってきたように感じて驚くが、脳が単に自動運転に切り替わっただけだと仮定すれば辻褄が合う。大切なのは、自動運転のスイッチが入るまで真剣にその問題に向き合ったかどうかなのだろう。

たとえば、就寝時に考え事をして眠れなくなってしまうことはよくあることである。いくら考えても堂々巡りになってしまった時には、思い切って考えるのをやめて「二桁九九」に切り替える。大事なのは煮詰まるまで考え続けないことだ。

考えるのをやめても脳の自動運転のスイッチが入り、脳が勝手に考え事をしてくれるならこんなうまい話はない。歳をとると体力がなくなって、本当にしなければならないことが見えてくる。思考もシンプル化するせいか、その結論が正しいか正しくないかは別にして、すっきりと納得のいく結論に至ることが多くなった気がする。

7 強制終了

眠るために「二桁九九」を始めてからずいぶん経つ。現在は就寝してすぐに「二桁九九」を始めるようなことはしない。そのまま眠ってしまうこともある。その日に「二桁九九」をやるかどうかも決めていない。

楽しいことや嬉しいことがあった日はもちろん、そのことを考えて幸せに浸ることにしているが、幸福感に満たされるほど楽しい日はそうそうない。比べてみると、人生には楽しい日よりつらい日や悲しい日が多い気がする。

先日は、新型コロナウィルスに感染し、2020年3月29日に亡くなった志村けんさんのことを偲びながら床についた。NHKの追悼番組「鶴瓶、家族に乾杯！ 志村けんさんありがとう」を見たからだが、番組の中で周囲の人を笑わせていた彼のはにかんだ笑顔が悲しかった。

彼を偲ぶのにコントは見たくなかった。人柄を感じさせるような番組が放映されて良かったとしみじみ思った。新型コロナウィルスによって亡くなったヒトの顔が見えたことの意味は大きい。とりわけ、若い人たちが彼の死で感染の怖さを思い知ったはずだ。感謝しても仕切れないと心から思う。

人間の脳は、どうやらふたつのことを同時に考えることはできないようになっているらしい。いったん考えていることを強制終了して「二桁九九」に切り替え、「ごじゅういんいちごじゅういち、ごじゅういんにひゃくに、ごじゅういんさんひゃくごじゅうさん…」とやり始めると、幸福感も頭から離れない怒りも悲しみもどこかに消えてなくなってしまうから不思議だ。

もちろん、せっかく切り替えて「二桁九九」をやり始めたのに、頭が逆戻りしてまた考え事をしている自分に気づくことも多々ある。そんな時は、考えるのを強制終了して「二桁九九」に戻る。そして、また考え事を始めたことに気づいたら強制終了して「二桁九九」に戻る。それを繰り返す。

考え事を強制終了して「二桁九九」を始めても、うまくできないことがある。むしろ、できないことの方が多い。就寝時に何を考えるか決めないまま考え事をして、そろそろ寝なくてはと「二桁九九」に切り替えるようになってから、何度もあれっあれっと戸惑った。ずいぶん長い間やってきたはずなのに、やり方自体が分からなくなってしまっていることさえある。

「二桁九九」のやり方が分からなくなったり、先に算出していたはずの十桁と一桁の数字のかけ算の答えを忘れたりするのは、あなたの頭が悪いわけでも、歳のせいでもないから安心してほしい。

「ああ、もう眠たいのだ」と居直ってそのまま続けているとじき眠ってしまう。単に考え事から「二桁九九」に切り替えた時点ですでに眠くなっており、短期記憶がうまく機能しなくなっているだけの話なのだから。

考え事をせず、就寝してからすぐに「二桁九九」を始めると、気持ちが良いくらい快調に計算していくことができる。何×何の一桁のかけ算の答えは何。十桁のかけ算の答えは何。何＋何＝何。だから何×何＝何…というふうに、それはそれは快調に進んでいく。

しかし、「二桁九九」を毎晩、地道にやり込んでいるうちに分かったことがある。どうやらスムーズに「二桁九九」が計算できるということは、計算が上手くなったというより単に短期記憶が機能しているだけらしい。つまり、まだ眠くないということなのである。

眠くなって短期記憶が機能しなくなるまで計算し続けるのも、「二桁九九」を頭のトレーニング、いわゆる脳トレと割り切ってしまえばそれはそれでいいのだろうが、効率から言うと最初は自由に考え事をして、途中下車して「二桁九九」に乗り換えた方が早く睡眠という目的地には到着する。最初は鈍行で風景を楽しみ、そろそろ眠らなくてはと思ったら急行に乗り換えるわけである。

あとこれは忠告だが、不眠症の人は少し余裕を持って早めに就寝することである。夜更かしなんかして、もうこれだけしか眠れないと焦ったが最後、眠れない。「二桁九九」も歯が立たない。ちなみに、宵っ張りのわたしは何度もこれでひどい目にあっている。

8 70%引き

最近、モノを買わなくなった。古希を迎えた頃からとみにその傾向が強くなった。昔から異常に物持ちが良い。お気に入りのカシミヤセーターなんか手洗いしたり毛玉をとったりして、もうかれこれ20年ぐらい使っている。物持ちが良すぎて、いざ買おうとしてもこれをあと何年手入れして使うことができるだろうかなどと考えて躊躇してしまう。

還暦の時は違った。これから10年が勝負の時だと張り切っていた。いわゆる小股の切れ上がったいい女ぶって、慣れないハイヒールを履いて足をつらせて七転八倒していた。たった10年前のことである。そうやって考えてみると、高齢期というのは働き盛りの壮年期より結構ハードな激動の年代なのかもしれない。

ただ、買い物をしないと今度はこれを着て行こうとワクワクすることがない。いくら地球環境的には良くてもそれはそれで精神的につらいものがある。そんなある日、洋服ダンスの中にはちょっと手を入れれば着ることのできる服がずらりと並んでいることに気がついた。

着ていない服に限っていい服ばかりである。亡きダイアナ王妃も好きだったというローラアシュレイのワンピースも何枚かある。ローラアシュレイは本当に大好きな服だった。大好きだったからこそ捨てることもできず、いつかいつかと箪笥の肥やしにしていたのだが、思い切ってハサミを入れることにした。

こうなったらブランド品だろうが何だろうが御構いなしだ。いったん弾みがつくと、あの服をこうしてとかこのスカートをこうやってとかやたら忙しくなった。仕事が馬鹿丁寧なだけ時間もかかるが、ショッピングにかけていた時間や試着していた手間を考えればどうということはない。

そうこうしているうちに、ウエスト部分をゴムベルトに替えたスカートが7枚も仕上がった。サイズが合わなくなったものの、今までどうしても処分できなかったお気に入りのスカートばかりだ。

さっそく、リフォームしたばかりのELLEのひだスカートを穿いて同窓会に出かけた。かつての伊勢丹デパートのタータンチェックそっくりだと、すこぶる評判が良かった。断捨離では３年間、腕を通さなかった服は思い切って処分するというが、あながちそうとも言い切れないようだ。これはレトロ建築にも言えることだが、要は何を残しておくかが問題なのだろう。

お正月を過ぎた頃、通りかかった店先で半額セールのラベンダー色のダウンジャケットが目に入った。春のコートだな。そうそう春って実は寒いんだよね。こんな色のジャケットだったらお花見の時でもふるえあがらずに済むかしら、と思わず見とれて立ち止まった。

１か月ほどして半額が60％引きになった。１万6000円の60％引きって一体いくら何だろう？　ええと60％引きということは１万6000円の40％ということだから、ふむふむ 16×4＝（10＋6）×4＝10×4＋6×4＝40＋24＝64、つまり 6400円ということか。

無意識に「二桁九九」をしている自分に気づいて、おおっと思った。そういえば今までは、タグを手にとって何％引きと表示してあると、一体いくらなのとイラッとしていた。「二桁九九」は基本的に、眠るためにやるものだから別に期待していたわけではないが、意外と役に立つものだと妙に嬉しかった。

60％引きは魅力的だったが、実はそれでも購入しなかった。ただ、ラベンダー色というのは好みが分かれるようで、60％引きになってもジャケットは売れなかった。数日ごとに前を通る近所の店なので気になって仕方がない。

売れ残っていたジャケットが70％引きになった。70％引きということは１万6000円の30％だから、ふむふむ 16×3＝（10＋6）×3＝10×3＋6×3＝30＋18＝48だから4800円である。さすがに、心のどこかでゴーサインが出た。

１万6000円のジャケットを70％引きで、お店の人に申し訳ないような気持ちで購入したのは2020年２月末のことである。直後の３月、わたしはラベンダー色のダウンジャケットを着て、講演会を聞き、人と食事を楽しんだ。

その時、それまでどこか人ごとだった感染症が、すぐ足下でまるで落とし穴のように不気味な口を開けているなんて夢にも思わなかった。４月に緊急事態宣言が発出され、日本中がコロナ禍に翻弄されることになるとは想像だにしなかった。

9 数の女王

孫が「九九」を暗唱している。間違えると娘がすかさずそれを指摘する。「なあに！　そうじゃないでしょ。六七は？」。そばにいて思わず「42」と答えそうになる。「じゃあ六八は？」。また「48」と答えそうになり、慌てて口を押さえる。何しろわたしは毎晩、「二桁九九」をやっているものだから、すぐに反応してしまう。

「二桁九九」を始めて半年、無意識のうちに買い物しながらセール品の値段を計算したり、孫の「九九」にすぐ反応したりする。こうなるとどれくらい自分が数字に強くなったか知りたくなるのが人情だが、キャッシュレスになってからというものお釣りの計算もしなくなった。もっとも、そんなに数字に強くなくてもお釣りの計算だけは早い人がいる。できるからといってあまりあてにはならない。

2019年10月12日の朝日新聞の書評コーナーで、哲学者の野矢茂樹氏が「ひもとく　数のファンタジー」と称して３冊の本を紹介していた。野矢氏は中学時代、「数学は美しい」と口走ったほどの数学好きで、専門の哲学より数学には寝食を忘れて没頭したらしい。

３冊の本のうち１冊は『日常にひそむ　うつくしい数学』（朝日新聞出版、2019年）。著者の冨島佑允氏は、大学院で素粒子物理学を専攻し、メガバンクに金融工学の専門職として採用されている。国内外で経験を積み、現在は外資系生命保険会社の運用部門で、10兆円を超える資産の運用に携わる国際的な金融マンである。

『日常にひそむ　うつくしい数学』には、生存競争のために13年、17年ごとに大量発生する「素数ゼミ」など、自然界におけるさまざまな数の秩序の事例が紹介されている。著者は金融マンとして、グローバル経済も数の秩序から成り立っていると考えているのだろうか。美しい数の秩序で成り立っているとしたら世界の経済はどうしてこんなに混沌として不条理なのだろう。弱肉強食以外の何物でもないのは何故だろう。

小川洋子の『博士の愛した数式』（新潮文庫、2005年）も紹介されていた。『博士の愛した数式』は小説も読んだし、映画も見た。シングルマザーの「私」と交通事故のために80分しか記憶がもたなくなった数学者の「博士」の切ない愛の物語である。ただ、印象に残ったのは二人の愛ではなく、世の中には素数を美しいと感じる人が存在する、ということだった。数字はわたしにとってはあくまでも道具である。数字を見て美しいと感じる感覚はまったくない。

わたしが選んだ１冊は『数の女王』（川越愛著、東京書籍、2019年）である。選んだ理由は、推薦した野矢氏が「これは数学を構成原理とするまったく新しい形態の小説である。これほど面白い冒険活劇は読んだことがない」と絶賛していたからである。

期待して読み始めたものの、これがちっとも面白くない。面白くないというより、身寄りのない少女ナジャが妖精と力を合わせ、白雪姫もどきの邪悪な王妃を倒すために壮絶な闘いを繰り広げるようなストーリーは、ドラクエのようなRPGゲームで敵を倒しながら、わたしは何のために闘っているのだろうかなどと考えるような人間には、そもそも向いていなかった。

ただ、本文より巻末の自然数に関する解説の方が面白かったくらいだから、内容が理解できなかったわけではない。半年前には7の段でつまずいて60÷9のわり算ができなかったのに、「二桁九九」を毎晩続けたおかげで「プログラミングをテーマにした物語」というオファーのもとに著された小説を一気読みすることができた。これはやはり相当な快挙である。

『数の女王』を読んで決めたことがある。政府が推奨するマイナンバーカードは申請しない。行政側にとってはどうだか知らないが、個人情報を記録したICカードなんか作ってもらっても、高齢者のわたしには何のメリットもない。「運命数」のように番号を振り当てられ、存在ごと消去されたらたまらない。

10 わり算

コロナ禍、小学３年生の孫にわり算を教えるという貴重な経験をした。孫のやっている通信教育は文部省の指導要綱にそって作成されている。休校にならなければ、孫は今年の５月に学校でわり算を教えてもらうはずだった。感染防止のためとはいえ、ある意味で教育が家庭に丸投げされたわけである。

通信教育のテキストをやったのは5月29日。その日、孫は通信教育のテキストを1日分やっただけでわり算ができるようになった。小学2年生で「九九」を覚える時、子どもたちは何か月もかけ、手を替え品を替え、それこそしつこいぐらいにかけ算の概念を叩き込まれる。

孫が「九九」をやるのを見ながら、子どもに算数を教えるのは大変なことだと思った。先生だけでなく、教えられる側の子どもにも同情した。ところがわり算は違った。そもそもわり算の概念などない、ということも初めて知った。

問題1　コラショクッキーが18まいあります。1ふくろに3まいずつ入れるには、ふくろが何ふくろひつようでしょう。

〈考え方〉　かけ算の式を書いて、答えよう。

1ふくろに3まいずつ○ふくろ分で18まいとかんがえると、

3×○＝18　　○＝6

かけ算の式だと、答えの「ふくろの数」が＝の右にないからわかりにくいなあ。

〈考えるポイント！〉こんなときは、答えをもとめるわり算の式に書くよ。

〈これが大切！〉18まいのクッキーを、1ふくろに3まいずつ入れるには、ふくろは6ふくろひつようである。

このことをわり算の式で、次のように書く。

18÷3＝6

これなら答えがわかりやすいよ。

3×⑥＝18 → 18÷3＝⑥　　　答　6ふくろ

進研ゼミ小学講座チャレンジ3年生5月号より

緊急事態宣言が発出され、学校が休校になった当初、自宅学習なるものに困惑していた母親がやたらと「九九」をやらせた結果、孫は「九九」に強くなっていた。彼がスムーズにわり算ができるようになったのは、そのおかげである。怪我の功名というものだろう。

そう言えば、わたしが「二桁九九」をやり始めたのも自分が「九九」を忘れていることに気づいたからである。大腸の内視鏡検査の際、「コップ９杯の腸内洗浄剤を60分で飲み切るには、コップ１杯の腸内洗浄剤を何分ごとに飲めばいいでしょう」というわり算ができなかったのがきっかけである。

わり算ができなかったのは「九九」ができなかったからだ。とにかく、「九九」ができなければわり算だけでなく、わり算の後に教えられる筆算のかけ算も理解できない。「九九」をマスターすることができるかできないかは、小学校の算数だけでなく、中学校や高校での数学の学力を左右する重大な問題なのである。

「九九」は大事。小学２年生で「九九」を覚える時に7の段でつまずき、それからずっと数学に対する苦手意識が抜けなくて困った、という東大生の受験体験記を読んだことがある。

学力だけではない。いわゆる、数字に強い人、強くない人とよく言うが、それは「九九」がきっちり頭に入っているかどうかで決まる。スマホや携帯に計算機が入っているので気づかないことも多いが、どうも最近、数字に対する反応が遅くなったと感じる人は、いっぺん自分が「九九」をきちんと言えるかどうか試してみることをおススメする。

11「二桁九九」とふりがな

眠るために「二桁九九」を始めてから最初に突き当たった問題は、「二桁九九」にどういうふりがなをつけるか、ということだった。「九九」にふりがなをつける必要があるのと同じように、「二桁九九」にもふりがなをつける必要がある。

どうして「九九」にふりがなをつける必要があるかというと、語呂をよくして覚えやすくするためである。たとえば、2×2＝4、2×3＝６を「にかけるにはよん」「にかけるさんはろく」と言うより、「ににんがし」「にさんがろく」と言った方がはるかに頭に入りやすい。そのために、先人の知恵としていろいろ工夫され、現在の「九九」のふりがなに至ったのだと思われる。

「九九」は算数をするうえでのなくてはならない基礎体力のようなもので、これを完全に頭に入れておかないと、その後に学習するかけ算の筆算やわり算が理解できない。日本の学習指導要領でも、小学校の低学年の段階で「九九」を徹底的に叩き込む必要があるとされている。

眠るための「二桁九九」は、「九九」のように式や答えを覚え込む必要はない。しかし、頭の中だけで完結する計算なので計算している間は式を覚えておく必要がある。計算が終われば式も答えも忘れてしまって構わないが、暗算している間に式を覚えるためにふりがなをつけることが必要なのである。

たとえば、次の「二桁九九」を就寝時、頭の中でどういうふうに計算していくかというと、

$$\overset{\text{さんじゅうしちご}}{37\times5}=(30+7)\times5=30\times5+7\times5=150+35=\overset{\text{ひゃくはちじゅうご}}{1\quad8\quad5}$$

$$\overset{\text{さんじゅうしちろく}}{37\times6}=(30+7)\times6=30\times6+7\times6=180+42=\overset{\text{にひゃくにじゅうに}}{2\quad2\quad2}$$

まず、37×5という式を頭の中に思い浮かべ、「さんじゅうしちご」と黙読し、式を記憶する。次に、30×5＝150「さんじゅうごひゃくごじゅう」、7×5＝35「しちごさんじゅうご」、150＋35＝185「ひゃくごじゅうたすさんじゅうごはひゃくはちじゅうご」と進み、37×5＝185「さんじゅうしちごひゃくはちじゅうご」で締める。

次に、37×6という式を「さんじゅうしちろく」と黙読する。30×6＝180「さんじゅうろくひゃくはちじゅう」、7×6＝42「しちろくしじゅうに」、180＋42＝222「ひゃくはちじゅうたすしじゅうにはにひゃくにじゅうに」と進み、37×6＝222「さんじゅうしちろくにひゃくにじゅうに」で締める。

こんなふうに「二桁九九」は、黙読することで式を記憶し、長期記憶として頭に定着している「九九」を利用して、答えを導き出す。紙も筆記用具も計算機も、もちろんスマホもいらない。頭の中だけで完結し、眠るまで計算し続ける。

話をふりがなに戻そう。問題は、団塊の世代のわたしが子どもの頃に覚えた「九九」で通用するのかどうか、ということだった。九州生まれだから方言だったらどうしよう。そもそも、「九九」のふりがなに方言とか標準語とかあるのだろうか。

こんなふうにもんもんとしていたら、孫が「九九」を習い始めた。誰でも小学2年生になると「九九」をやるわけだが、「二桁九九」のふりがなをあれこれ思案している時に、孫が「九九」を学校で習い始めるなんて、これは天の配剤以

外の何物でもない。

天の配剤に感謝しながら、孫から算数の教科書を拝借し、チェックしてみて驚いた。わたしが諳んじていた「九九」が、今の小学２年生の教科書に載っている「九九」のふりがなとまったく同じだったからである。

今は2020年、団塊の世代が「九九」を習ったのは1955年から1957年、ナント半世紀をはるかに超えて60年以上も前のことである。九九教育は連綿と続き、それはこれからも続いていく。AI時代と言えども、人間の教育は基本的に変わらないということを痛感する。

巻末にある「二桁九九」のふりがなは、『新編　新しい算数２下』（東京書籍、2019年４月発行）の「九九」のふりがなを参考にしている。基本的には同じだが、「二桁九九」では4の読み方は「し」だけでなく、「よん」の場合がある。7の読み方も「しち」だけでなく、「なな」の場合がある。口で言ってみて語呂が良さそうな方にした。違和感がある人は修正してもらって少しも構わない。

また、$2\times2=4$（ににんがし）のように「九九」の答えが一桁の場合には「が」をつけるが、$2\times5=10$（にごじゅう）のように答えが二桁になると「が」はつかない。「二桁九九」は最初から答えが二桁だから、基本的に「が」はつかない。ただ、つけたい人は「が」をつけてもらっても一向に構わない。巻末の「二桁九九」のふりがなは、自分なりの語呂のいいふりがなを考えるためのたたき台と考えてもらえばいい。

12 数独

緊急事態宣言が発出されていた2020年４月から５月にかけて、朝日新聞オピニオン＆フォーラム「声」では自粛生活についての投書が多かった。その中で88歳の女性からの投書が印象に残った。「施設の人から勧められて数独をやり始めた。新型コロナウィルスの影響で身内と会えなくなって寂しいが、数独で楽しい時間を過ごすことができるようになった」といった内容だった。88歳という高齢で数独を楽しんでいる女性がいることに驚いた。

数独は、正方形の枠内の隣接する 3×3 のブロック９個それぞれに、１から９の数字を重複させないように入れていくパズルである。新聞や雑誌の巻末にクロスワードと一緒によく掲載されている。

古代中国の占いの数表が第二次世界大戦前アメリカでパズル化され、1980年に日本でパズル本として出版された。そして、2004年に突然、イギリスで大ブレイクし、世界中に広まった。日本発祥ではないのにどういうわけか、KARAOKEと同じようにSUDOKUというネーミングで親しまれている。現在、世界で数千万人、日本でも20万人以上の愛好家がいるといわれている。

日本では毎年、数独技能検定試験がおこなわれている。今年で4回目だが、第一回検定試験が東日本大震災で壊滅的な被害を受けた岩手県の大槌町で開催されたことを知る人は少ない。大槌町の仮設交流施設では今も高齢の被災者が集まり、数独を楽しんでいる

数独は認知症防止も兼ねて、震災被災者支援活動の一環として被害の大きかった大槌町の高齢者に広められた。最初は「難しい」と拒否反応を示す人も多かったようだが、次第に「面白い」とファンが増えていった。検定試験も自分の実力を知りたいという高齢者の要望がきっかけだったという。

わたしも数独をやってみることにした。さっそく数独が掲載された新聞を切り抜いて、鉛筆片手にやり始めたがこれが結構難しい。やり始めた日は結局、丸一日かかって八分どおり埋まったところで数字がダブった。

数独は1から9の数字を重複させないことが基本だ。どうにかその部分を修正しても別のブロックが重複してしまう。ちょうどあちこちでボヤが起き、消しても消しても収拾がつかなくなるような状況に陥った。消しゴムで消せないほど切り抜きが真っ黒になって断念した。

やってみて分かったことは、数独はコピーしてやるのが基本ということだ。どんなに真っ黒になっても、原本さえあればやり直すことができる。それから毎週のように数独をやり続けた。やっていくうちにそれなりに上手くなるもので、最初は歯が立たなかった難易度5つ星もどうにかできるようになった。

たしかに、数独には脳を使っているという実感がある。完成間近のワクワクする高揚感、1から9までの数字を重複させずに埋め終わった時の達成感たるや今まで感じたことのない感覚だった。わたしも数独にハマってしまいそうだ。

数独も「二桁九九」と同じで、やっている時には他のことを考えることができない。数独に魅了されていった大槌町の高齢者たちの気持ちが分かる。ほんの束の間でも震災のつらい記憶から解放され、数独が完成した時の小さな喜び

を味わうことは、心身ともに深く傷ついた人びとにとって何ものにも代えがたい時間だったのではないかと思う。

数独の商標を持つ出版社「ニコリ」は、高齢者向きの問題集『じいじとばあばようこそ数独！』を2017年４月に刊行した。難易度を下げることに反発する声もあったが、実際に大槌町で高齢者の笑顔を目の当たりにした日本数独協会の理事の後藤好文氏が「もっと簡単に解けるものにして人生の楽しみを届けよう」と勇断した。

ゲームでもパズルでもスポーツでも何でもどんどん難しくなる。レベルを上げて難易度の高いものをクリアすると、まるで自分が偉くなったような気分になるからだろう。ゲームやパズルだけではない、学問上の理論もそうだ。どんどん難しくなって、アクロバティックで難解な理論が展開されることになる。難解な理論ほど学術的な価値がある、と人は思いがちである。そして、本当にそれを必要としている人びとには手の届かないものになってしまう。

今、数独が人気だそうだ。高齢の被災者のためにあえて難易度を下げた日本数独協会の心やさしき勇断が、新型コロナウィルスの感染拡大防止のために自粛生活を強いられている高齢者にも届いているのかもしれない。

13 数独と「二桁九九」

「二桁九九」との違いを知るためにあえて挑戦したのだが、数独のあの完成しつつある時の「このままいけるかも！」というワクワク感が忘れられない。焦る心を抑えながら、鉛筆でひとつひとつ数字を書き入れていくアナログ感もたまらない。まさにミイラ取りがミイラになるというのはこういうことを言うのだろう。

実はこれまで、ゲームとかパズルとかの類をあまりやったことがない。世の中にはゲームやパズルの好きな人が多い。わたしもそんなに楽しいのならと何度も挑戦してみたが、過ぎていく時間ばかりが気になって仕方がない。

最近、任天堂スイッチで再ブレイクしている川島教授の脳トレも任天堂DSで発売された2005年当初、社会人になったばかりの子どもたちに勧められてやったことがある。若い人たちとワイワイやるのは楽しかったし、わたしも50代になって脳のトレーニングもそろそろ必要かなと毎日やろうと決心したが、結局続かなかった。

愛好家になってしまいそうなほど数独をやり込むことで、「二桁九九」を俯瞰することができた。分かったことは「二桁九九」は数独と違ってパズルではない、ということである。パズルではないので当然なのだが、やっていて楽しくはない。楽しくないというより、はっきり言ってつまらない。

ゲームに熱中して夜更かしする人は多いが、「二桁九九」に熱中する人はおそらくいない。つまらないからである。ただ、「羊が一匹」を楽しいと思ってやる人はいないだろう。あれはつまらないから、眠るためのツールとして不動の地位を得ているのである。

数独は集中しないとできない。だから人生のつらい体験も、取り越し苦労も束の間忘れて、頭の中を空っぽにできる。空っぽだから完成した時の喜びが脳にダイレクトに伝わる。脳が喜ぶのである。脳を喜ばせるために使うのは鉛筆と消しゴムだけ。なんとよくできたパズルだろうと感心する。

「二桁九九」も集中しないとできないので、不眠症の元凶である「眠らねばならない」という強迫観念を頭の中から排除することができる。ただ、淡々と計算を続けて眠れた時がゴールだから達成感はない。こうやって比べていくと「二桁九九」より数独の方が圧倒的に優位だが、別に世界のSUDOKUと張り合うつもりはないので安心してほしい。

数独は、任天堂DSで発売された当初から川島教授の脳トレとコラボしている。いわば脳トレとして公認されている。一方、「二桁九九」は川島教授のように莫大な研究費があるわけではないので、当然ながら実証研究して証明することはできない。「九九」がめっちゃ早く言えるようになったり、セール品の暗算で若い店員さんを驚かせたりして実感してもらうしかない。

わたしの最も敬愛する作家である須賀敦子はクロスワードの愛好家だった。ミラノ在住中は親に頼んで日本から送ってもらっていたようである。ベッドの中にクロスワードを持ち込み、執筆の疲れを癒す彼女のライフスタイルに憧れたものである。

数独もクロスワードと同じように就寝時にベッドに持ち込み、脳をリラックスさせることができる。ただ、これは読書でもそうだが、本や数独表や筆記用具など手にあるものをベッド脇に置き、パチリと照明を消した時点で眠るための準備としては振り出しに戻る。そういう意味では、「二桁九九」は眠るための準備ではない。もっとダイレクトなツールである。

わたしは毎晩、睡眠導入剤を半錠だけ服用する。そのうえでアイマスク、耳栓をする。夜中に何かあったらそれまでだとよく思う。横になった途端、日々の雑事から解放されて頭の中が空っぽになる。空っぽになった頭の中にさまざまな思いが堰を切ったように押し寄せてくる。

数日前も働き詰めだった母を思い出した。母はよくこう言いながら夜遅くに布団に潜り込んできた。江戸時代の太田蜀山人の「狂歌」である。

世の中に寝るより楽はなかりけり浮世の馬鹿が起きて働く

「二桁九九」を始める前はこんなことを考えたら眠れなくなるからとセーブしていたが、今はそんな縛りがなくなった。現在だけでなく過去の自分に思いを巡らすこともある。「眠らねばならない」という強迫観念がなくなったせいか、そのまま寝てしまうことも多い。

睡眠導入剤が効き始めるのは15分後。すぐに効くからと噛んで飲む人もいるが、わたしはあえて粒のまま飲む。時空を超えたひと時に身を任せたいからだ。甘美な時間が20分ほど経つと、「ああ、今晩は効き目が悪い」となんとなく分かる。そんな時でも残りの半錠は飲まない。これは早朝に目覚めてしまった時のために取ってある大切な半錠である。以前はなすすべもなかったが、今は違う。おもむろに「二桁九九」を始めるのは、それからである。

14 難易度の低い「二桁九九」

「二桁九九なんかやったらますます眠れなくなる」

眠るために「二桁九九」をやっているという話をすると反応が面白い。基本的に眠り上手な人と数字が嫌いな人は関心を示さない。数字に多少自信がある不眠症の人はすぐに飛びついてくる。しかし、しばらくして「どう？」と訊ねると、「二桁九九なんかやったらますます眠れなくなる」とけんもほろろの扱いを受ける。

最初はがっかりしていたが、だんだんその理由が分かってきた。そういう人は、「二桁九九」の話を聞いて脳トレと不眠症対策なんて一石二鳥ではないかとすぐにやってみたのではないか。そして、就寝時にそれまで快調に進んでいた「二桁九九」が急にできなくなったり、やり方自体がとんちんかんになったりする感覚を味わったに違いない。

短期記憶がうまく機能しなくなって「二桁九九」が計算できなくなることこそ眠くなったサインなのだが、それをサインだと認識していないと実に不快な思いをすることになる。そのうえ、そこで「二桁九九」をやめてしまうと、「計算ができなくなった不快感」と「それから後の眠れないもんもんとした不快感」が相まって、「二桁九九なんかやったらますます眠れなくなる」と嫌悪感ばかりしか残らない。

難しいと、はなから拒否反応を示す人もいる。たしかに「九九」よりは難しいが、「二桁九九」自体はそれほど難易度の高い計算ではない。筆算すれば誰でもできる計算である。筆算すれば誰でもできる計算を暗算で算出する。そろばんの達人は信じられないような暗算をするが、「二桁九九」はそれほど難易度は高くない。ちょっと頑張ればできる程度の難易度である。

「二桁九九」は99×9、いわゆるスリーナインのような難しい計算ができる人が偉いわけではない。眠ることができた人が偉いのである。難しいレベルの90列、80列、70列ばかりやってうんざりしてやめてしまうより、自分の心地の良い難易度を見つけ出すことも、「二桁九九」を長続きさせるコツなのかもしれない。

難易度の低い「二桁九九」 一桁の数字が１の段

難しくて歯が立たない数独をやるよりも自分に合ったレベルの数独を楽しむことが大切なのだということを知って、「二桁九九」も難易度を自分で調節することができるのではないかと試してみた。

「二桁九九」の中でも一番やさしいのは11の段。21の段、31の段、41の段、51の段と少しずつ難易度は上がっていくが、基本的に一桁のかけ算が繰り上がらないので難易度が低い。

頭の中で「じゅういんいちじゅういち、じゅういんににじゅうに、じゅういんさんさんじゅうさん、じゅういんしよんじゅうし……」と唱えていく。実際にやってみると分かるが、特に11の段などは「羊が一匹、羊が二匹、羊が三匹、羊が四匹…」とあまり変わらない。

11の段

11×1＝11　じゅういんいちじゅういち
11×2＝22　じゅういんににじゅうに
11×3＝33　じゅういんさんさんじゅうさん
11×4＝44　じゅういんしよんじゅうし
11×5＝55　じゅういんごごじゅうご
11×6＝66　じゅういんろくろくじゅうろく
11×7＝77　じゅういんしちななじゅうしち
11×8＝88　じゅういんはちはちじゅうはち
11×9＝99　じゅういんくきゅうじゅうく

21の段

21×1＝21　にじゅういんいちにじゅういち
21×2＝42　にじゅういんによんじゅうに
21×3＝63　にじゅういんさんろくじゅうさん
21×4＝84　にじゅういんしはちじゅうし
21×5＝105　にじゅういんごひゃくご
21×6＝126　にじゅういんろくひゃくにじゅうろく
21×7＝147　にじゅういんしちひゃくよんじゅうしち
21×8＝168　にじゅういんはちひゃくろくじゅうはち
21×9＝189　にじゅういんくひゃくはちじゅうく

31の段

31×1＝31　さんじゅういんいちさんじゅういち
31×2＝62　さんじゅういんにろくじゅうに
31×3＝93　さんじゅういんさんきゅうじゅうさん
31×4＝124　さんじゅういんしひゃくにじゅうし
31×5＝155　さんじゅういんごひゃくごじゅうご
31×6＝186　さんじゅういんろくひゃくはちじゅうろく
31×7＝217　さんじゅういんしちにひゃくじゅうしち
31×8＝248　さんじゅういんはちにひゃくよんじゅうはち
31×9＝279　さんじゅういんくにひゃくななじゅうく

41の段

41×1＝41　よんじゅういんいちよんじゅういち
41×2＝82　よんじゅういんにはちじゅうに
41×3＝123　よんじゅういんさんひゃくにじゅうさん
41×4＝164　よんじゅういんしひゃくろくじゅうし
41×5＝205　よんじゅういんごにひゃくご
41×6＝246　よんじゅういんろくにひゃくよんじゅうろく
41×7＝287　よんじゅういんしちにひゃくはちじゅうしち
41×8＝328　よんじゅういんはちさんびゃくにじゅうはち
41×9＝369　よんじゅういんくさんびゃくろくじゅうく

51の段

51×1＝51　ごじゅういんいちごじゅういち
51×2＝102　ごじゅういんにひゃくに
51×3＝153　ごじゅういんさんひゃくごじゅうさん
51×4＝204　ごじゅういんしにひゃくよん
51×5＝255　ごじゅういんごにひゃくごじゅうご
51×6＝306　ごじゅういんろくさんびゃくろく
51×7＝357　ごじゅういんしちさんびゃくごじゅうしち

51×8＝408　ごじゅういんはちよんひゃくはち
51×9＝459　ごじゅういんくよんひゃくごじゅうく

61の段

61×1＝61　ろくじゅういんいちろくじゅういち
61×2＝122　ろくじゅういんにひゃくにじゅうに
61×3＝183　ろくじゅういんさんひゃくはちじゅうさん
61×4＝244　ろくじゅういんしにひゃくよんじゅうし
61×5＝305　ろくじゅういんごさんびゃくご
61×6＝366　ろくじゅういんろくさんびゃくろくじゅうろく
61×7＝427　ろくじゅういんしちよんひゃくにじゅうしち
61×8＝488　ろくじゅういんはちよんひゃくはちじゅうはち
61×9＝549　ろくじゅういんくごひゃくよんじゅうく

71の段

71×1＝71　ななじゅういんいちななじゅういち
71×2＝142　ななじゅういんにひゃくよんじゅうに
71×3＝213　ななじゅういんさんにひゃくじゅうさん
71×4＝284　ななじゅういんしにひゃくはちじゅうし
71×5＝355　ななじゅういんごさんびゃくごじゅうご
71×6＝426　ななじゅういんろくよんひゃくにじゅうろく
71×7＝497　ななじゅういんしちよんひゃくきゅうじゅうしち
71×8＝568　ななじゅういんはちごひゃくろくじゅうはち
71×9＝639　ななじゅういんくろっぴゃくさんじゅうく

81の段

81×1＝81　はちじゅういんいちはちじゅういち
81×2＝162　はちじゅういんにひゃくろくじゅうに
81×3＝243　はちじゅういんさんにひゃくよんじゅうさん
81×4＝324　はちじゅういんしさんびゃくにじゅうし

81×5＝405　はちじゅういんごよんひゃくご
81×6＝486　はちじゅういんろくよんひゃくはちじゅうろく
81×7＝567　はちじゅういんしちごひゃくろくじゅうしち
81×8＝648　はちじゅういんはちろっぴゃくよんじゅうはち
81×9＝729　はちじゅういんくななひゃくにじゅうく

91の段

91×1＝91　きゅうじゅういんいちきゅうじゅういち
91×2＝182　きゅうじゅういんにひゃくはちじゅうに
91×3＝273　きゅうじゅういんさんにひゃくななじゅうさん
91×4＝364　きゅうじゅういんしさんびゃくろくじゅうし
91×5＝455　きゅうじゅういんごよんひゃくごじゅうご
91×6＝546　きゅうじゅういんろくごひゃくよんじゅうろく
91×7＝637　きゅうじゅういんしちろっぴゃくさんじゅうしち
91×8＝728　きゅうじゅういんはちななひゃくにじゅうはち
91×9＝819　きゅうじゅういんくはっぴゃくじゅうく

難易度の低い「二桁九九」　一桁の数字が５の段

「二桁九九」でも一桁目が５の段はやさしい。答えが０か５にしかならないからである。「九九」でも５の段は誰でもすぐ覚える。「二桁九九」でもそれは同じことである。

15の段

15×1＝15　じゅうごいちじゅうご
15×2＝30　じゅうごにさんじゅう
15×3＝45　じゅうごさんよんじゅうご
15×4＝60　じゅうごしろくじゅう
15×5＝75　じゅうごごななじゅうご
15×6＝90　じゅうごろくきゅうじゅう

15×7＝105　じゅうごしちひゃくご
15×8＝120　じゅうごはひゃくにじゅう
15×9＝135　じゅうごっくひゃくさんじゅうご

25の段

25×1＝25　にじゅうごいちにじゅうご
25×2＝50　にじゅうごにごじゅう
25×3＝75　にじゅうごさんななじゅうご
25×4＝100　にじゅうごしひゃく
25×5＝125　にじゅうごごひゃくにじゅうご
25×6＝150　にじゅうごろくひゃくごじゅう
25×7＝175　にじゅうごしちひゃくななじゅうご
25×8＝200　にじゅうごはにひゃく
25×9＝225　にじゅうごっくにひゃくにじゅうご

35の段

35×1＝35　さんじゅうごいちさんじゅうご
35×2＝70　さんじゅうごにななじゅう
35×3＝105　さんじゅうごさんひゃくご
35×4＝140　さんじゅうごしひゃくよんじゅう
35×5＝175　さんじゅうごごひゃくななじゅうご
35×6＝210　さんじゅうごろくにひゃくじゅう
35×7＝245　さんじゅうごしちにひゃくよんじゅうご
35×8＝280　さんじゅうごはにひゃくはちじゅう
35×9＝315　さんじゅうごっくさんびゃくじゅうご

45の段

45×1＝45　よんじゅうごいちよんじゅうご
45×2＝90　よんじゅうごにきゅうじゅう
45×3＝135　よんじゅうごさんひゃくさんじゅうご

45×4＝180　よんじゅうごしひゃくはちじゅう
45×5＝225　よんじゅうごごにひゃくにじゅうご
45×6＝270　よんじゅうごろくにひゃくななじゅう
45×7＝315　よんじゅうごしちさんびゃくじゅうご
45×8＝360　よんじゅうごはさんびゃくろくじゅう
45×9＝405　よんじゅうごっくよんひゃくご

55の段

55×1＝55　ごじゅうごいちごじゅうご
55×2＝110　ごじゅうごにひゃくじゅう
55×3＝165　ごじゅうごさんひゃくろくじゅうご
55×4＝220　ごじゅうごしにひゃくにじゅう
55×5＝275　ごじゅうごごにひゃくななじゅうご
55×6＝330　ごじゅうごろくさんびゃくさんじゅう
55×7＝385　ごじゅうごしちさんびゃくはちじゅうご
55×8＝440　ごじゅうごはよんひゃくよんじゅう
55×9＝495　ごじゅうごっくよんひゃくきゅうじゅうご

65の段

65×1＝65　ろくじゅうごいちろくじゅうご
65×2＝130　ろくじゅうごにひゃくさんじゅう
65×3＝195　ろくじゅうごさんひゃくきゅうじゅうご
65×4＝260　ろくじゅうごしにひゃくろくじゅう
65×5＝325　ろくじゅうごごさんびゃくにじゅうご
65×6＝390　ろくじゅうごろくさんびゃくきゅうじゅう
65×7＝455　ろくじゅうごしちよんひゃくごじゅうご
65×8＝520　ろくじゅうごはごひゃくにじゅう
65×9＝585　ろくじゅうごっくごひゃくはちじゅうご

75の段

75×1＝75　ななじゅうごいちななじゅうご
75×2＝150　ななじゅうごにひゃくごじゅう
75×3＝225　ななじゅうごさんにひゃくにじゅうご
75×4＝300　ななじゅうごしさんびゃく
75×5＝375　ななじゅうごごさんびゃくななじゅうご
75×6＝450　ななじゅうごろくよんひゃくごじゅう
75×7＝525　ななじゅうごしちごひゃくにじゅうご
75×8＝600　ななじゅうごはろっぴゃく
75×9＝675　ななじゅうごっくろっぴゃくななじゅうご

85の段

85×1＝85　はちじゅうごいちはちじゅうご
85×2＝170　はちじゅうごにひゃくななじゅう
85×3＝255　はちじゅうごさんにひゃくごじゅうご
85×4＝340　はちじゅうごしさんびゃくよんじゅう
85×5＝425　はちじゅうごごよんひゃくにじゅうご
85×6＝510　はちじゅうごろくごひゃくじゅう
85×7＝595　はちじゅうごしちごひゃくきゅうじゅうご
85×8＝680　はちじゅうごはろっぴゃくはちじゅう
85×9＝765　はちじゅうごっくななひゃくろくじゅうご

95の段

95×1＝95　きゅうじゅうごいちきゅうじゅうご
95×2＝190　きゅうじゅうごにひゃくきゅうじゅう
95×3＝285　きゅうじゅうごさんにひゃくはちじゅうご
95×4＝380　きゅうじゅうごしさんびゃくはちじゅう
95×5＝475　きゅうじゅうごごよんひゃくななじゅうご
95×6＝570　きゅうじゅうごろくごひゃくななじゅう
95×7＝665　きゅうじゅうごしちろっぴゃくろくじゅうご

95×8＝760　きゅうじゅうごはななひゃくろくじゅう
95×9＝855　きゅうじゅうごっくはっぴゃくごじゅうご

難易度の低い「二桁九九」　50の段から59の段

一桁目が5の段だけでなく、50の段から59の段も数字が大きいわりに難易度が低い。まるで、自分の頭が良くなった気がする。是非やってみられることをおススメする。

50の段

50×1＝50　ごじゅういちごじゅう
50×2＝100　ごじゅうにひゃく
50×3＝150　ごじゅうさんひゃくごじゅう
50×4＝200　ごじゅうしにひゃく
50×5＝250　ごじゅうごにひゃくごじゅう
50×6＝300　ごじゅうろくさんびゃく
50×7＝350　ごじゅうしちさんびゃくごじゅう
50×8＝400　ごじゅうはちよんひゃく
50×9＝450　ごじゅうくよんひゃくごじゅう

51の段

51×1＝51　ごじゅういんいちごじゅういち
51×2＝102　ごじゅういんにひゃくに
51×3＝153　ごじゅういんさんひゃくごじゅうさん
51×4＝204　ごじゅういんしにひゃくよん
51×5＝255　ごじゅういんごにひゃくごじゅうご
51×6＝306　ごじゅういんろくさんびゃくろく
51×7＝357　ごじゅういんしちさんびゃくごじゅうしち
51×8＝408　ごじゅういんはちよんひゃくはち
51×9＝459　ごじゅういんくよんひゃくごじゅうく

52の段

52×1＝52　ごじゅうにいちごじゅうに

52×2＝104　ごじゅうににんひゃくよん

52×3＝156　ごじゅうにさんひゃくごじゅうろく

52×4＝208　ごじゅうにしにひゃくはち

52×5＝260　ごじゅうにごにひゃくろくじゅう

52×6＝312　ごじゅうにろくさんびゃくじゅうに

52×7＝364　ごじゅうにしちさんびゃくろくじゅうし

52×8＝416　ごじゅうにはよんひゃくじゅうろく

52×9＝468　ごじゅうにくよんひゃくろくじゅうはち

53の段

53×1＝53　ごじゅうさんいちごじゅうさん

53×2＝106　ごじゅうさんにひゃくろく

53×3＝159　ごじゅうさざんひゃくごじゅうく

53×4＝212　ごじゅうさんしにひゃくじゅうに

53×5＝265　ごじゅうさんごにひゃくろくじゅうご

53×6＝318　ごじゅうさぶろくさんびゃくじゅうはち

53×7＝371　ごじゅうさんしちさんびゃくななじゅういち

53×8＝424　ごじゅうさんぱよんひゃくにじゅうし

53×9＝477　ごじゅうさんくよんひゃくななじゅうしち

54の段

54×1＝54　ごじゅうしいちごじゅうし

54×2＝108　ごじゅうしにひゃくはち

54×3＝162　ごじゅうしさんひゃくろくじゅうに

54×4＝216　ごじゅうししにひゃくじゅうろく

54×5＝270　ごじゅうしごにひゃくななじゅう

54×6＝324　ごじゅうしろくさんびゃくにじゅうし

54×7＝378　ごじゅうししちさんびゃくななじゅうはち

54×8＝432　ごじゅうしはよんひゃくさんじゅうに
54×9＝486　ごじゅうしくよんひゃくはちじゅうろく

55の段

55×1＝55　ごじゅうごいちごじゅうご
55×2＝110　ごじゅうごにひゃくじゅう
55×3＝165　ごじゅうごさんひゃくろくじゅうご
55×4＝220　ごじゅうごしにひゃくにじゅう
55×5＝275　ごじゅうごごにひゃくななじゅうご
55×6＝330　ごじゅうごろくさんびゃくさんじゅう
55×7＝385　ごじゅうごしちさんびゃくはちじゅうご
55×8＝440　ごじゅうごはよんひゃくよんじゅう
55×9＝495　ごじゅうごっくよんひゃくきゅうじゅうご

56の段

56×1＝56　ごじゅうろくいちごじゅうろく
56×2＝112　ごじゅうろくにひゃくじゅうに
56×3＝168　ごじゅうろくさんひゃくろくじゅうはち
56×4＝224　ごじゅうろくしにひゃくにじゅうし
56×5＝280　ごじゅうろくごにひゃくはちじゅう
56×6＝336　ごじゅうろくろくさんびゃくさんじゅうろく
56×7＝392　ごじゅうろくしちさんびゃくきゅうじゅうに
56×8＝448　ごじゅうろくはよんひゃくよんじゅうはち
56×9＝504　ごじゅうろっくごひゃくよん

57の段

57×1＝57　ごじゅうしちいちごじゅうしち
57×2＝114　ごじゅうしちにひゃくじゅうし
57×3＝171　ごじゅうしちさんひゃくななじゅういち
57×4＝228　ごじゅうしちしにひゃくにじゅうはち

57×5＝285　ごじゅうしちごにひゃくはちじゅうご
57×6＝342　ごじゅうしちろくさんびゃくよんじゅうに
57×7＝399　ごじゅうしちしちさんびゃくきゅうじゅうく
57×8＝456　ごじゅうしちはよんひゃくごじゅうろく
57×9＝513　ごじゅうしちくごひゃくじゅうさん

58の段

58×1＝58　ごじゅうはちいちごじゅうはち
58×2＝116　ごじゅうはちにひゃくじゅうろく
58×3＝174　ごじゅうはちさんひゃくななじゅうし
58×4＝232　ごじゅうはちしにひゃくさんじゅうに
58×5＝290　ごじゅうはちごにひゃくきゅうじゅう
58×6＝348　ごじゅうはちろくさんびゃくよんじゅうはち
58×7＝406　ごじゅうはちしちよんひゃくろく
58×8＝464　ごじゅうはっぱよんひゃくろくじゅうし
58×9＝522　ごじゅうはっくごひゃくにじゅうに

59の段

59×1＝59　ごじゅうくいちごじゅうく
59×2＝118　ごじゅうくにひゃくじゅうはち
59×3＝177　ごじゅうくさんひゃくななじゅうしち
59×4＝236　ごじゅうくしにひゃくさんじゅうろく
59×5＝295　ごじゅうくごにひゃくきゅうじゅうご
59×6＝354　ごじゅうくろくさんびゃくごじゅうし
59×7＝413　ごじゅうくしちよんひゃくじゅうさん
59×8＝472　ごじゅうくはよんひゃくななじゅうに
59×9＝531　ごじゅうくくごひゃくさんじゅういち

難易度の低い「二桁九九」 ぞろ目の段

一桁と十桁が同じ数字、いわゆるぞろ目の段も難易度が低い。ぞろ目の段は同じ数字のかけ算を2回繰り返す。同じ数字のかけ算だから、当然答えは同じ数字である。その同じ2つの数字を一桁ずらして足し算する。同じ数字だから楽なのである。

ぞろ目の段がいくら難易度が低いとはいっても最後は99×9、いわゆるスリーナインになる。難易度なんて少しも低くないではないかと憤慨するなかれ。9×9＝81だから、81の数字を一桁ずらして足し算をする。81×10＋81＝810＋81＝891である。ただ心配しないでも、11の段から始めて99の段まで行くことはまずないから大丈夫。55の段から始めても、たぶん99の段までたどりつかない。

11の段

11×1＝11　じゅういんいちじゅういち
11×2＝22　じゅういんにじゅうに
11×3＝33　じゅういんさんさんじゅうさん
11×4＝44　じゅういんしよんじゅうし
11×5＝55　じゅういんごごじゅうご
11×6＝66　じゅういんろくろくじゅうろく
11×7＝77　じゅういんしちななじゅうしち
11×8＝88　じゅういんはちはちじゅうはち
11×9＝99　じゅういんくきゅうじゅうく

22の段

22×1＝22　にじゅうにいちにじゅうに
22×2＝44　にじゅうににんよんじゅうし
22×3＝66　にじゅうにさんろくじゅうろく
22×4＝88　にじゅうにしはちじゅうはち
22×5＝110　にじゅうにごひゃくじゅう

22×6＝132　にじゅうにろくひゃくさんじゅうに
22×7＝154　にじゅうにしちひゃくごじゅうし
22×8＝176　にじゅうにはひゃくななじゅうろく
22×9＝198　にじゅうにくひゃくきゅうじゅうはち

33の段

33×1＝33　さんじゅうさんいちさんじゅうさん
33×2＝66　さんじゅうさんにろくじゅうろく
33×3＝99　さんじゅうさざんきゅうじゅうく
33×4＝132　さんじゅうさんしひゃくさんじゅうに
33×5＝165　さんじゅうさんごひゃくろくじゅうご
33×6＝198　さんじゅうさぶろくひゃくきゅうじゅうはち
33×7＝231　さんじゅうさんしちにひゃくさんじゅういち
33×8＝264　さんじゅうさんぱにひゃくろくじゅうし
33×9＝297　さんじゅうさんくにひゃくきゅうじゅうしち

44の段

44×1＝44　よんじゅうしいちよんじゅうし
44×2＝88　よんじゅうしにはちじゅうはち
44×3＝132　よんじゅうしさんひゃくさんじゅうに
44×4＝176　よんじゅうししひゃくななじゅうろく
44×5＝220　よんじゅうしごにひゃくにじゅう
44×6＝264　よんじゅうしろくにひゃくろくじゅうし
44×7＝308　よんじゅうししちさんびゃくはち
44×8＝352　よんじゅうしはさんびゃくごじゅうに
44×9＝396　よんじゅうしくさんびゃくきゅうじゅうろく

55の段

55×1＝55　ごじゅうごいちごじゅうご
55×2＝110　ごじゅうごにひゃくじゅう

55×3＝165　ごじゅうごさんひゃくろくじゅうご
55×4＝220　ごじゅうごしにひゃくにじゅう
55×5＝275　ごじゅうごごにひゃくななじゅうご
55×6＝330　ごじゅうごろくさんびゃくさんじゅう
55×7＝385　ごじゅうごしちさんびゃくはちじゅうご
55×8＝440　ごじゅうごはよんひゃくよんじゅう
55×9＝495　ごじゅうごっくよんひゃくきゅうじゅうご

66の段

66×1＝66　ろくじゅうろくいちろくじゅうろく
66×2＝132　ろくじゅうろくにひゃくさんじゅうに
66×3＝198　ろくじゅうろくさんひゃくきゅうじゅうはち
66×4＝264　ろくじゅうろくしにひゃくろくじゅうし
66×5＝330　ろくじゅうろくごさんびゃくさんじゅう
66×6＝396　ろくじゅうろくろくさんびゃくきゅうじゅうろく
66×7＝462　ろくじゅうろくしちよんひゃくろくじゅうに
66×8＝528　ろくじゅうろくはごひゃくにじゅうはち
66×9＝594　ろくじゅうろっくごひゃくきゅうじゅうし

77の段

77×1＝77　ななじゅうしちいちななじゅうしち
77×2＝154　ななじゅうしちにひゃくごじゅうし
77×3＝231　ななじゅうしちさんにひゃくさんじゅういち
77×4＝308　ななじゅうしちしさんびゃくはち
77×5＝385　ななじゅうしちごさんびゃくはちじゅうご
77×6＝462　ななじゅうしちろくよんひゃくろくじゅうに
77×7＝539　ななじゅうしちしちごひゃくさんじゅうく
77×8＝616　ななじゅうしちはろっぴゃくじゅうろく
77×9＝693　ななじゅうしちくろっぴゃくきゅうじゅうさん

88の段

88×1＝88　はちじゅうはちいちはちじゅうはち
88×2＝176　はちじゅうはちにひゃくななじゅうろく
88×3＝264　はちじゅうはちさんにひゃくろくじゅうし
88×4＝352　はちじゅうはちしさんびゃくごじゅうに
88×5＝440　はちじゅうはちごよんひゃくよんじゅう
88×6＝528　はちじゅうはちろくごひゃくにじゅうはち
88×7＝616　はちじゅうはちしちろっぴゃくじゅうろく
88×8＝704　はちじゅうはっぱななひゃくよん
88×9＝792　はちじゅうはっくななひゃくきゅうじゅうに

99の段

99×1＝99　きゅうじゅうくいちきゅうじゅうく
99×2＝198　きゅうじゅうくにひゃくきゅうじゅうはち
99×3＝297　きゅうじゅうくさんにひゃくきゅうじゅうしち
99×4＝396　きゅうじゅうくしさんびゃくきゅうじゅうろく
99×5＝495　きゅうじゅうくごよんひゃくきゅうじゅうご
99×6＝594　きゅうじゅうくろくごひゃくきゅうじゅうし
99×7＝693　きゅうじゅうくしちろっぴゃくきゅうじゅうさん
99×8＝792　きゅうじゅうくはななひゃくきゅうじゅうに
99×9＝891　きゅうじゅうくくはっぴゃくきゅうじゅういち

もっとも難易度の低い「二桁九九」

最初、これを難易度の低い「二桁九九」として考えついた時には正直なところ、いくら何でもこれで眠るのは無理だろうと思った。「二桁九九」自体に当初、10の段、20の段、30の段、40の段、50の段、60の段、70の段、80の段、90の段は入れてなかった。

実際にやってみた時も、これでは眠れないだろうと訝りながら始めたくらいである。案の定、スルスルと90の段まで進んだ。頭のどこかで「やっぱり無理じゃないか」いう声が聞こえたような気がした。

ところが90×5＝450まで順調だったのに、急に90×6で計算ができなくなった。「？」「？」「？」と焦ったら、どういうわけだか90×67を一生懸命計算している自分に気がついた。あっ、もしかして眠くなっているのかなと軌道修正して、90×6＝540、90×7＝630…までは覚えているが、いつの間にか眠ってしまった。まっ、騙されたと思ってやってみてほしい。

10の段

10×1＝10　じゅういちじゅう
10×2＝20　じゅうににじゅう
10×3＝30　じゅうさんさんじゅう
10×4＝40　じゅうしよんじゅう
10×5＝50　じゅうごごじゅう
10×6＝60　じゅうろくろくじゅう
10×7＝70　じゅうしちななじゅう
10×8＝80　じゅうはちはちじゅう
10×9＝90　じゅうくきゅうじゅう

20の段

20×1＝20　にじゅういちにじゅう
20×2＝40　にじゅうによんじゅう
20×3＝60　にじゅうさんろくじゅう
20×4＝80　にじゅうしはちじゅう
20×5＝100　にじゅうごひゃく
20×6＝120　にじゅうろくひゃくにじゅう
20×7＝140　にじゅうしちひゃくよんじゅう
20×8＝160　にじゅうはちひゃくろくじゅう
20×9＝180　にじゅうくひゃくはちじゅう

30の段

30×1＝30　さんじゅういちさんじゅう
30×2＝60　さんじゅうにろくじゅう
30×3＝90　さんじゅうさんきゅうじゅう
30×4＝120　さんじゅうしひゃくにじゅう
30×5＝150　さんじゅうごひゃくごじゅう
30×6＝180　さんじゅうろくひゃくはちじゅう
30×7＝210　さんじゅうしちにひゃくじゅう
30×8＝240　さんじゅうはちにひゃくよんじゅう
30×9＝270　さんじゅうくにひゃくななじゅう

40の段

40×1＝40　よんじゅういちよんじゅう
40×2＝80　よんじゅうにはちじゅう
40×3＝120　よんじゅうさんひゃくにじゅう
40×4＝160　よんじゅうしひゃくろくじゅう
40×5＝200　よんじゅうごにひゃく
40×6＝240　よんじゅうろくにひゃくよんじゅう
40×7＝280　よんじゅうしちにひゃくはちじゅう
40×8＝320　よんじゅうはちさんびゃくにじゅう
40×9＝360　よんじゅうくさんびゃくろくじゅう

50の段

50×1＝50　ごじゅういちごじゅう
50×2＝100　ごじゅうにひゃく
50×3＝150　ごじゅうさんひゃくごじゅう
50×4＝200　ごじゅうしにひゃく
50×5＝250　ごじゅうごにひゃくごじゅう
50×6＝300　ごじゅうろくさんびゃく
50×7＝350　ごじゅうしちさんびゃくごじゅう

50×8＝400　ごじゅうはちよんひゃく
50×9＝450　ごじゅうくよんひゃくごじゅう

60の段

60×1＝60　ろくじゅういちろくじゅう
60×2＝120　ろくじゅうにひゃくにじゅう
60×3＝180　ろくじゅうさんひゃくはちじゅう
60×4＝240　ろくじゅうしにひゃくよんじゅう
60×5＝300　ろくじゅうごさんびゃく
60×6＝360　ろくじゅうろくさんびゃくろくじゅう
60×7＝420　ろくじゅうしちよんひゃくにじゅう
60×8＝480　ろくじゅうはちよんひゃくはちじゅう
60×9＝540　ろくじゅうくごひゃくよんじゅう

70の段

70×1＝70　ななじゅういちななじゅう
70×2＝140　ななじゅうにひゃくよんじゅう
70×3＝210　ななじゅうさんにひゃくじゅう
70×4＝280　ななじゅうしにひゃくはちじゅう
70×5＝350　ななじゅうごさんびゃくごじゅう
70×6＝420　ななじゅうろくよんひゃくにじゅう
70×7＝490　ななじゅうしちよんひゃくきゅうじゅう
70×8＝560　ななじゅうはちごひゃくろくじゅう
70×9＝630　ななじゅうくろっぴゃくさんじゅう

80の段

80×1＝80　はちじゅういちはちじゅう
80×2＝160　はちじゅうにひゃくろくじゅう
80×3＝240　はちじゅうさんにひゃくよんじゅう
80×4＝320　はちじゅうしさんびゃくにじゅう

80×5＝400　はちじゅうごよんひゃく
80×6＝480　はちじゅうろくよんひゃくはちじゅう
80×7＝560　はちじゅうしちごひゃくろくじゅう
80×8＝640　はちじゅうはちろっぴゃくよんじゅう
80×9＝720　はちじゅうくななひゃくにじゅう

90の段

90×1＝90　きゅうじゅういちきゅうじゅう
90×2＝180　きゅうじゅうにひゃくはちじゅう
90×3＝270　きゅうじゅうさんにひゃくななじゅう
90×4＝360　きゅうじゅうしさんびゃくろくじゅう
90×5＝450　きゅうじゅうごよんひゃくごじゅう
90×6＝540　きゅうじゅうろくごひゃくよんじゅう
90×7＝630　きゅうじゅうしちろっぴゃくさんじゅう
90×8＝720　きゅうじゅうはちななひゃくにじゅう
90×9＝810　きゅうじゅうくはっぴゃくじゅう

「二桁九九」の難易度を下げてみて分かったこと

「二桁九九」の難易度を下げてみて分かったことは、難易度の低い「二桁九九」でも十分に不眠対策になるということである。しかも、暗算ができなかったり、やり方自体がとんちんかんになったりして不快な思いをすることなく、いつの間にか眠ってしまう。

短期記憶がうまく機能しなくなって「二桁九九」ができなくなることこそ眠くなったサインなのだが、そのために不快な思いをするのは「二桁九九」の欠陥と言えなくもない。そのうち、不快にならない「新・二桁九九」を思いつくだろうと思っていたが、それが難易度の低い「二桁九九」だったのかもしれない。

「二桁九九」睡眠法なんて話をすると大抵の人がうんざりした顔をする。「毎日忙しくてくたくたなのに、なんで眠る時までそんな面倒くさいことを」という心の声がだだ漏れの瞬間である。
わたしも若い時には忙しかった。特に、子どもが小さい時には忙しかった。毎日毎日、時間に追いまくられてやっと寝る時間を確保して、布団の中に潜り込んでいたことを覚えている。
ただ、どんなに忙しくて体が疲れ果てていても脳がヒートアップして眠れない。疲れて泥のように眠るというより、疲れているのに脳が覚醒して眠れない夜の方が多かった気がする。
ヒートアップした脳に、難易度を下げた「二桁九九」、なかでも最も難易度の低い一桁の数字が1の段、例えば11の段、21の段、31の段、41の段、51の段、61の段、71の段、81の段、91の段を試してみることをお勧めする。あるいは、これ以上難易度を下げられないくらい難易度の低い10の段、20の段、30の段、40の段、50の段、60の段、70の段、80の段、90の段も試してみて欲しい。
どんなに難易度が低くても、考え事をしながら「二桁九九」はできない。考え事はできないから「眠らねばならない」という強迫観念を排除することができる。強迫観念を排除するから眠ることができる。最近、難易度を下げた「二桁九九」しかやっていない本人が言うのだから確かである。
ただ、難易度を下げた「二桁九九」には弱点があることも分かってきた。それは、難易度を下げた「二桁九九」は眠ることはできても脳トレにはならない、ということである。毎日、忙しいことを言い訳に難易度を下げた「二桁九九」ばかりやっていて、脳が活性化されなくても、それはわたしのせいではない。

15 ピンポーンとなる段

37の段と74の段

37の段と74の段ばかりやっていた時がある。飽きもせずにずいぶん長いことやっていた。37の段は37×3＝111、37×6＝222、37×9＝333、74の段は74×3＝222、74×6＝444、74×9＝666と同じ数字が3つ並ぶ。同じ数字が3つ並ぶとまるでTVクイズ番組のように、頭の中でピンポーンとなる気がする。どうやらわたしは、頭の中でピンポーンとなるのが楽しくて仕方がなかったようだ。
もう何度も繰り返しているが、「二桁九九」はやっていてワクワク感がない。ワクワク感がないのは達成感がないからだと思う。達成感がないのは暗算して出した答えが合っているかどうか分からないからである。極端な話、眠るための「二桁九九」は答えが合っていなくても構わない。
答えが間違っていても一向に構わないし、就寝時の暗算だからいちいち答えを確かめるすべなどないが、やっぱり計算をして答えが合っていた時に「正解！」と言ってもらうと嬉しい。ピンポーンがまさにそうである。人間とはそういうものだと37の段と74の段をやるたびに思う。
スリーカードのように同じ数字が３つ並ぶことは、何度もやっているので分かっているはずである。それでも、答えの数字が３つ並ぶたびに頭の中でピンポーンとなると嬉しい。その都度喜んでいる自分が不思議だ。
37の段でも74の段でもそれぞれ３回ずつなるはずだが、たまにピンポーンが２回しかならないことがある。そんな時はあれっと思う。計算間違いだとわざわざやり直してみたりする。そして、やり直しするうちにほぼ確実に寝落ちしている。
ただ、中にはピンポーンなんてならないじゃないという人もいるかもしれない。その時は勘弁して欲しい。感覚は本当に人それぞれだから。

37の段

37×1＝37　さんじゅうしちいちさんじゅうしち
37×2＝74　さんじゅうしちになななじゅうし
37×3＝111　さんじゅうしちさんひゃくじゅういち
37×4＝148　さんじゅうしちしひゃくよんじゅうはち
37×5＝185　さんじゅうしちごひゃくはちじゅうご
37×6＝222　さんじゅうしちろくにひゃくにじゅうに
37×7＝259　さんじゅうしちしちにひゃくごじゅうく
37×8＝296　さんじゅうしちはにひゃくきゅうじゅうろく
37×9＝333　さんじゅうしちくさんびゃくさんじゅうさん

74の段

74×1＝74　ななじゅうしいちななじゅうし
74×2＝148　ななじゅうしにひゃくよんじゅうはち
74×3＝222　ななじゅうしさんにひゃくにじゅうに
74×4＝296　ななじゅうししにひゃくきゅうじゅうろく
74×5＝370　ななじゅうしごさんびゃくななじゅう
74×6＝444　ななじゅうしろくよんひゃくよんじゅうし
74×7＝518　ななじゅうししちごひゃくじゅうはち
74×8＝592　ななじゅうしはごひゃくきゅうじゅうに
74×9＝666　ななじゅうしくろっぴゃくろくじゅうろく

25の段と75の段

25の段と75の段もピンポーンがなる。37の段と74の段はそれぞれ 3 回ずつピンポーンがなるが、25の段と75の段は 2 回ずつ。25の段は 25×4＝100、25×8＝200でピンポーンがなり、75の段は 75×4＝300、75×8＝600でピンポーンとなる。

もしかして他の段のピンポーンもあるのかもしれない。「二桁九九」をやってみて見つけた人はわたしにも教えてほしい。数字が 3 つ並んだり、100になったり、200になったりすることが分かっていても、頭の中でピンポーンがなると嬉しい。眠りに落ちる前の、さして意味もない本当に些細な喜びである。

25の段

25×1＝25　にじゅうごいちにじゅうご
25×2＝50　にじゅうごにごじゅう
25×3＝75　にじゅうごさんななじゅうご
25×4＝100　にじゅうごしひゃく
25×5＝125　にじゅうごごひゃくにじゅうご
25×6＝150　にじゅうごろくひゃくごじゅう
25×7＝175　にじゅうごしちひゃくななじゅうご

25×8＝200　にじゅうごはにひゃく
25×9＝225　にじゅうごっくにひゃくにじゅうご

75の段

75×1＝75　ななじゅうごいちななじゅうご
75×2＝150　ななじゅうごにひゃくごじゅう
75×3＝225　ななじゅうごさんにひゃくにじゅうご
75×4＝300　ななじゅうごしさんびゃく
75×5＝375　ななじゅうごごさんびゃくななじゅうご
75×6＝450　ななじゅうごろくよんひゃくごじゅう
75×7＝525　ななじゅうごしちごひゃくにじゅうご
75×8＝600　ななじゅうごはろっぴゃく
75×9＝675　ななじゅうごっくろっぴゃくななじゅうご

16 朗読

わたしの妹は税理士だ。その妹がこう言った。

「二桁九九ねぇ。うーん…どうかな？　わたしは商売柄知っているけど、本当に数字が嫌いな人多いよ」

なるほど、税理士が言うだけに説得力がある。

よほど数字が嫌いなのだろう。講演会で「人間には２種類の人間がいます。数字の好きな人間と嫌いな人間です」と断言した作家もいる。確かにいくら脳トレと一石二鳥だからと言って、数字の嫌いな人には「二桁九九」は向かない。これはしょうがない。

ただし、数字を受け付けない不眠症の人に「二桁九九」が何の役にも立たないかというとそんなことはない。「二桁九九」で不眠症をコントロールする術(わざ)を理解することは、数字を受け付けない人間でも自分なりの睡眠法を考え出す手助けになる。わたしはそう思う。

眠るために「二桁九九」をやってきて分かったことは、人はふたつのことを同時には考えられないということだ。たしかに、脳はいろんなことを同時に考えることができる。しかし、人はひとつのことしか考えることができない。
だから、眠れない一番大きな原因である「眠らねばならない」という強迫観念を排除するためには、「何も考えない」「何も考えない」ともんもんとするよりも、「二桁九九」のように何か規則性のあるものの「規則性」を追う。
そういう意味では、朗読も同じ理屈である。朗読を聞きながら物語の「ストーリー」を追うことで、「眠らねばならない」という強迫観念を排除することができる。昔、師事していたシナリオライターが「寝る時にシナリオのストーリーを考えてごらん。すぐに眠れるから」と教えてくれたことがあった。残念ながら才能のないわたしにはストーリー自体が湧いてこなくて不首尾に終わった。
そのうえ、朗読は音楽と同じで聞いているうちにいい気持ちになる。癒しの効果が得られている時に出るアルファー波という脳波の作用である。アルファー波は良い眠りにいざなうとされている。ただ寝るためだけという意味では朗読は最強かもしれない。
今は新型コロナウィルス感染拡大防止のためにやっていないが、横浜の神奈川近代文学館では年に2回ほど朗読会が開かれる。竹下景子、寺田農、平田満、長塚京三といったそうそうたる俳優たちの朗読は本当に素晴らしい。朗読だけでなく対談などもあって、俳優という職業の人たちの見識の深さにいつも驚かされる。
そしてここだけの話だが、どれだけ朗読が素晴らしくてもわたしはいつも途中で眠くなる。眠くなったら素直に眠る。ものの数分も眠ると頭がスッキリして後は集中して朗読を楽しむことができる。ただ、居眠りしているところを見られるのは不本意なので、こうした朗読会に人とは一緒に行かない。
朗読でも何でも眠くなったら素直に眠ることができるようになったのは、世界的な指揮者小澤征爾の一言がきっかけである。真っ白いワイシャツの袖をたくし上げた精悍な芸術家の「いいんですよ。コンサートで眠るのは。僕もよく寝ますよ」という一言はまさに目から鱗だった。
今年で85歳になる彼がまだ精力的に世界を飛び回って活動していた頃だから、もう随分前のことである。クラシック音楽だけでなく、能でも半分眠りながら夢か現かまるで幽玄の世界を漂うような観劇の仕方も、それはそれで高尚な舞台芸術の味わい方らしい。

わたしは、コンサート会場や映画館みたいな本来なら眠ってはいけないところでよく眠くなる。就寝時にこんなふうに眠りにつけたらどんなに幸せだろうと思う。数字の嫌いな人が嫌な思いをしながら「二桁九九」をやる必要はない。人さまざまである。自分の心地よい睡眠法を探せばいい。

ただ、アドバイスできるとすれば、朗読でも音楽でも波の音でも何でもいい加減に聞き流すのではなく、その世界に没入する。それが眠るための秘訣と言えば秘訣なのかもしれない。

ただ、ひとり寝じゃない人は気をつけてほしい。亡き姑はNHK「ラジオ深夜便」を聴きながら眠るのが習慣だった。年末年始の帰省の時に姑と一緒に寝たことがあるが、ラジオの音量が結構大きくて一晩中眠れなかったことをよく覚えている。横を見ると義母は熟睡している。寝息まで立てている。かと言って嫁のわたしがラジオを消すわけにもいかず、あの時には本当に困った。

〈参考文献〉

序

『大辞林』第三版　松村明〔編〕三省堂

NHK「プロフェッショナル仕事の流儀　ひるまず壁に立ち向かえ　プロフェッショナルの逆境克服法」2006年8月10日放送

3. 行動療法

厚生労働省HP　健康・医療「こころの病気」2021.2.26. 検索

4. 短期記憶

高島徹治『60代から頭がよくなる本』興陽館、2019年

篠原菊紀『最新科学で解き明かす　最強の記憶術』洋泉社、2017年

7. 強制終了

NHKの追悼番組「鶴瓶、家族に乾杯！　志村けんさんありがとう」2020年4月6日放送

9. 数の女王

朝日新聞「ひもとく　数のファンタジー　野矢茂樹」2019年10月12日
冨島佑允『日常にひそむ　うつくしい数学』朝日新聞出版、2019年
小川洋子『博士の愛した数式』新潮文庫、2005年
川越愛『数の女王』東京書籍、2019年

10. わり算

進研ゼミ小学講座『チャレンジ３年生』ベネッセコーポレーション、2020年

11. 「二桁九九」とふりがな

『新編　新しい算数２下』東京書籍、2019年４月発行

12. 数独

朝日新聞「数独、被災者ときほぐそう『大槌を聖地に』全国初の試験へ」（星乃勇介）2017年８月17日
後藤好文「数独物語」日本数独協会ＨＰ　2019年８月17日
『じいじとばあば　ようこそ数独！』ニコリ、2017年

第II部

睡眠を測定する

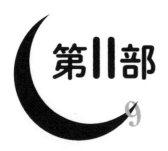

1 スマートウォッチ

スマートウォッチを使い始めて3か月になろうとしている。使い始めたきっかけは、新型コロナウィルス感染拡大防止のための自粛生活である。家に引き籠もりがちな自粛生活で持病の腰痛がひどくなった。1日中コルセットが離せなくなった。しまいには腰が痛いのやらコルセットが痛いのやら分からなくなった。

腰痛の原因は引き籠もり生活による運動不足以外には考えられなかった。まず、室内履き用のスリッパをやめた。そして、踏み込みの効く外履き用サンダルに変えた。ぺたぺたと歩くのをやめ、家の中でも外出時のように姿勢を正し、歩幅を大きくとって踵から着地するようにした。要するに颯爽と歩くようにしたのである。

問題は室内でどれだけ歩いているかだ。万歩計が欲しくなった。新聞広告に5500円の万歩計付き腕時計が載っていたので娘に相談したところ、それだけの機能にその値段はあり得ないと、ヨドバシカメラのスマートウォッチ売り場に引っ張って行かれた。

娘はアップルのスマートウォッチを使っている。手首につけているだけで電話やメールの着信が分かる。音声だけでラインもできる。ヨドバシカメラの店員さんにもいろいろ説明してもらったがよく分からない。どう考えても高齢者の自分には縁のない代物だった。

娘が、購入を躊躇しているわたしを見かねて、スマートウォッチを誕生日プレゼントにどうだろうと言い出した。いやいやいや誕生日まであと3か月もあるから、と尻込みするわたしに娘は常になく強引だった。

すったもんだした挙げ句、結局、押し切られたかたちでガーミンのvívosmart 4を購入することに決まった。決め手は16.4gというその軽さだった。その時までには、スマートウォッチというものが24時間装着しなければいけないということぐらいは薄々分かってきていた。24時間装着するためにはまず軽量であることが必須条件だ。

ハードルはそれだけではなかった。スマートウォッチは本体の裏側にあるセンサーで日常生活の運動量をデジタルデータとして記録する。だから、肌に密着させる必要がある。いくら密着させるためとはいえ、締め付けられるのが何より苦手なわたしは、スマートウォッチを手首にぎゅっと装着された時には震え上がった。2万円近くするのに使い続けられなかったらどうしようと震え上がった。今更あとには引けなかった。

こうしておっかなびっくり、スマートウォッチを装着した生活が始まった。手首をくるりとひっくり返して時計を見る動作をするとバックライトが点灯して時刻が分かる。時刻をスライドさせれば歩数が表示される。装着して1日目の歩数は2321歩。目標ステップ数の6250歩にはとても及ばないが、家の中でも結構歩くものだと感心する。

目標ステップ数は日々少なくなっていった。どうやらモチベーションが上がるように「少しだけ上」を計算する自動設定になっているらしい。装着して4日目、ちょっと遠出した。やれやれ帰りはバスにしようかと日和った瞬間、手首がぶるっと振動して小さな液晶画面の中で花火が上がった。何度も上がる花火に思わず見入った。

どうやら、その日の目標ステップ数4180歩をクリアしたらしい。花火の下に流れる「いいぞ！　ゴール！　いいぞ！　ゴール！　いいぞ！　ゴール！」というテロップにおだてられたかたちで、結局わたしはバスには乗らず、家まで歩いた。

それからは妙なもので、家の中で同じところを行ったり来たりしても歩数が伸びると思うと動くのが苦にならなくなった。数日するうちに、スマートウォッチを外してしまいたくなる衝動もなくなった。ただ、いくら24時間装着とは言っても入浴する時ぐらいは外したい。そこで、入浴時に充電することにした。風呂上がりには充電が完了している。

スマホがまず電話を使うことと充電することから始まるように、スマートウォッチも24時間装着することと充電することから始まる。そうやって充電と装着のローテーションができた頃、すでに睡眠に関する本書の執筆は終盤に差し掛かっていた。

半ば強引にスマートウォッチを装着させられたわたしだったが、その時にはまだ何も気づいていなかった。もうすでに終盤に差し掛かっていた執筆中の本書に、スマートウォッチに関する「睡眠を測る」という章を書き加えることになるなんて、それこそ夢にも思っていなかったのである。

② 睡眠モニター

ガーミンの vívosmart 4に睡眠モニターという機能がついていることはパンフレットにも書いてあったので知っていた。長年、不眠症に悩み、「二桁九九」なんてものを考え出し、しこしこやっているくらいだから睡眠に興味がないはずはない。

ただ、睡眠モニターというものにはまったく興味が持てなかった。何故なら、いくら睡眠時間を測定してくれても当の本人は寝ているのだから、それがどれだけ信頼できる数値なのか確かめようがないと思っていたからである。

脳波で睡眠を測定する検査の様子をTVで見たことがある。脳波を調べるために電極を頭部だけでなく全身に取り付ける、ずいぶん大層な機械だったことを覚えている。いくら何でも、こんなちっぽけなデジタル時計を手首に装着するだけで睡眠が測定できるとはとても思えなかった。

スマートウォッチを装着し始めたのは2020年11月19日である。装着して3日目の11月22日、スマホに入っているガーミンアプリをタップしてみた。心拍数、Body Battery、ストレスの数値がずらりと並んでいる。

ほう、ストレスも数値が出るのか…。ステップ数、ふむふむこれがいわゆる万歩計というやつか、まだ今日は1500歩ぐらいしか歩いていない…。

ステップ数の次は睡眠。睡眠のところをもう一度タップすると、昨夜の睡眠の状況が円グラフに表示されていた。「深い睡眠」「浅い睡眠」「レム睡眠」「覚醒」といった異なる睡眠レベルの割合が一目で分かるようになっている。

ただ、わたしは昔からデータを円グラフとか棒グラフとかで示されてもすっと頭に入らない。以前、勉強会で指導してもらっていた社会学の教授はグラフを見ると訳もなく興奮すると言っていた。人それぞれなのだろう。

そのせいか最初、睡眠モニター画面の睡眠レベルの割合を表示した円グラフを見ても何も感じなかった。しかし、円グラフをスクロールして、その下の「段階のタイムライン」という異なる睡眠レベルの経過を時間軸で示したグラフを見た時、目が点になった。一瞬だが時間が止まった。

わたしには夜中に目覚めた時にココアを飲む習慣がある。丹念に練り上げてつくった熱々のミルクココアをふーふー吹きながら少しずつ飲む。そうした深夜の時間は日常とはまた違う趣のある豊潤な時間で楽しんでいる。

睡眠モニターを手首に装着して3日目、わたしが11月22日の「段階のタイムライン」の画像を見て目が点になるほど驚いたのは、夜中にココアを飲んだ時間が「覚醒」と表示されていたからである。

「覚醒」とはどうやら、睡眠ではなく起きていた時間のことらしい。睡眠レベルの経過を示す時間軸グラフの中でくっきりと際立つ「覚醒」の表示を見た時、睡眠モニターというものに対する認識が180度変わった。

次に、11月22日の「段階のタイムライン」の画像を左にスクロールすると前日の11月21日の画像に変わった。時間軸の「覚醒」の表示が2本になっている。たしかにその夜、ココアを飲んだ後、朝方早く目覚めてトイレに行って二度寝している。

幅の違う2本の「覚醒」の表示を指でなぞってみると午前4時から午前5時10分まで、そして午前8時40分から午前9時まで「覚醒」していたことが分かる。そうそう、ちょうどそのぐらいの時間だった。トイレに起きても、ちゃんとその時間が「覚醒」と表示されるのだと仰天した。

測定値が出てもその時間に寝ていたかどうか分かるものかと高をくくっていたが、どうやらそうした考え方は根本的に間違っていたようである。その時間に寝ていたかどうかは分からなくても、その時間に起きていたかどうかは覚えている。起きていた時間が正確に測定されていれば、睡眠も正確に測定されていることになる。

とにかく、睡眠レベルの時間経過を表示している「段階のタイムライン」を見て認識をあらためたのが11月22日のことである。それから、スマートウォッチの睡眠モニターを毎朝チェックするのが日課になった。要するに、わたしはその日を境に睡眠モニターにハマったのである。

睡眠モニターの画像　2020年11月22日

スマートウォッチを装着して３日目、初めて睡眠モニターの画像を見る。ココアを飲んだ時間が「覚醒」として表示されている。

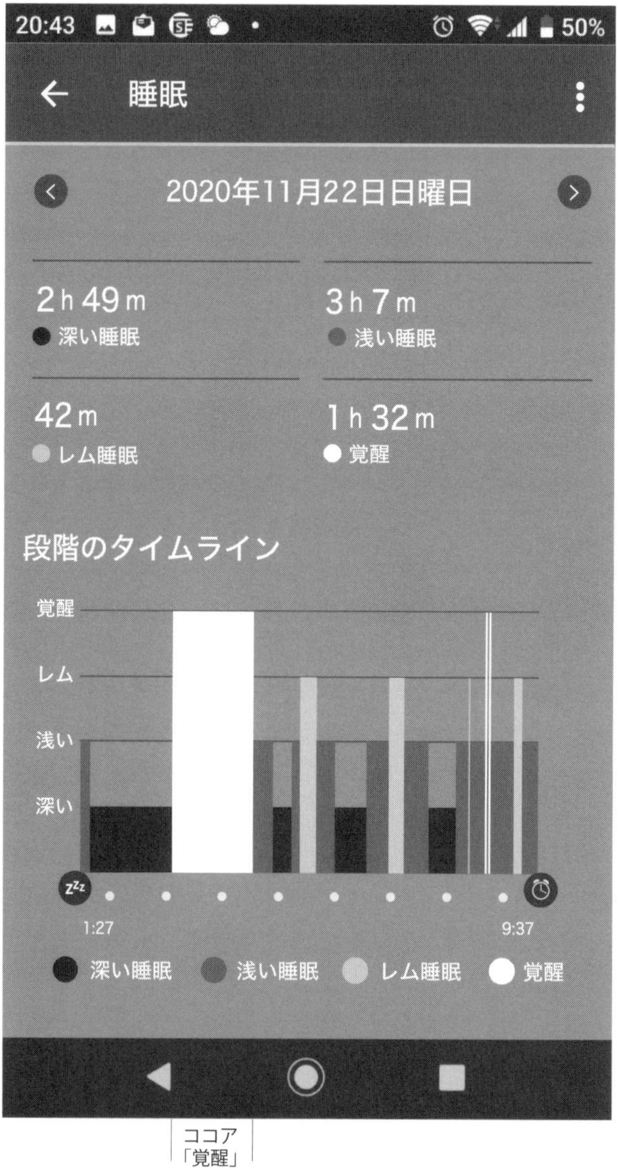

睡眠モニターの画像　2020年11月21日

「覚醒」の表示が２本になっている。夜中にココアを飲んだ時間と朝方トイレに行った時間だ。トイレに起きても「覚醒」と表示されるのだと仰天した。

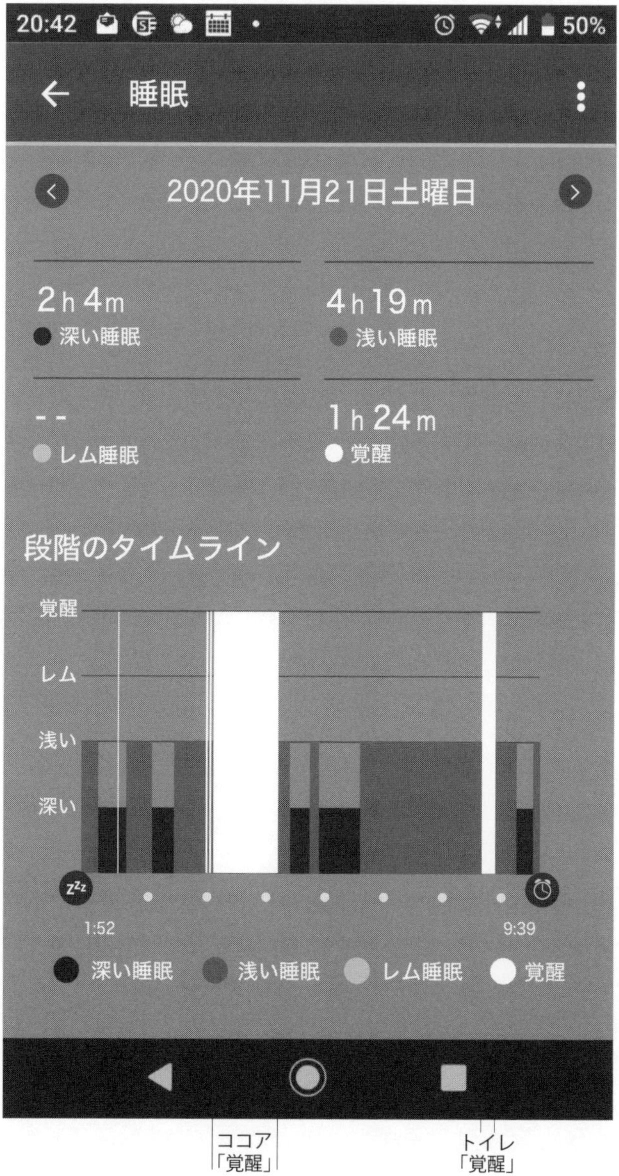

注

睡眠には、浅い眠りの「レム睡眠」と深い眠りの「ノンレム睡眠」が交互に繰り返される。レム REMは、rapid eye movement（急速眼球運動）の頭文字である。また、ガーミンの睡眠モニターには、「ノンレム睡眠」が「深い睡眠」と「浅い睡眠」に分けられているために「ノンレム睡眠」という表示はない。

浅い睡眠：眼球と筋肉の動きが遅くなり、体が深い睡眠に備えている状態です
深い睡眠：眼球と筋肉の動きが完全に止まり、心拍と呼吸が遅くなります（体が骨と筋肉を構築し、免疫システムを高めます）
レム睡眠：夢段階とも呼ばれており、脳の活動が覚醒時と同じくらい活発（情報処理と記憶形成に役立ちます）

Garminサポートセンター

3 「光学式心拍計」と「加速度センサー」

わたしはスマホのアプリで就寝中の「覚醒」の表示を見て、睡眠モニターに対する認識が180度変わった。睡眠モニターそのものに興味を持つようになった。

わたしが使用しているガーミンの vívosmart 4 は「アドバンストスリープモニタリング」という機能で睡眠を測定する。「高度な、あるいは進歩した睡眠測定機器」といった意味だろうか。同社のサポートセンターは「アドバンストスリープモニタリングについて　この機能の動作原理は？」というタイトルで次のように説明している。

> デバイスの光学式心拍計を利用することで、心拍数変動（各心拍間の時間）を計測でき、加速度計と合わせることで入眠時間、起床時間と睡眠レベルを測定できます。

デバイスとはハードディスク、プリンター、マウスなどのコンピューターの周辺機器のことだが、ここではスマートウォッチ本体を意味している。それにしても、この説明は何度読み返してもよく分からない。「光学式心拍計」で「心

拍数」を測り、「加速度計」と合わせることで入眠時間と起床時間、そして睡眠レベルを測定することができるということしか分からない。

ネットでいろいろ検索してみたが、いまいちよく分からない。まあ、TVの原理もスマホの原理も、現に文章を入力しているノートパソコンの原理も理解できていないけど使うことはできているわけで、それはそれで構わないのかもしれないと諦めかけた時、すごく分かりやすい文章に出合った。

マイナビ出版の雑誌・書籍を紹介するサイトの「アップルウォッチはなぜ睡眠を記録できるか？」という記事である。執筆しているのは電子機器からデジタル社会論まで、生活者の視点に立った分かりやすい解説で定評のあるITジャーナリスト、牧野武文氏である。

最初は、わたしも物書きの端くれなので彼の文章を自分なりに噛み砕いて書き直そうと思った。しかし、あんまり分かりやすくて良い文章なので、そのまま引用することにした。「加速度センサー」を手首に着ける重要性について、牧野氏はこんなふうに説明している。

> それは加速度センサーを手首に着けることで、人間の行動の自動記録ができるようになるからだ。腕というのは、体幹から肩関節と肘関節で接続された２本の棒のような構造をしている。手首はこの構造の制限の中で動くので、手首の運動量から姿勢を推定することができる。つまり、立っているのか、座っているのか、横になっているのかがわかる。ちょっと想像してみても、立っているときには腕を下に伸ばすのが基本姿勢であり、座っているときには腕を折って膝の上やデスクの上に乗せ、横になっているときには腕を水平に伸ばしていることが多い。そこから構造の制限を受けて、腕が動く。

ただ、「加速度センサー」だけでは睡眠を測定することはできない。横になってじっとしている状態と睡眠状態との区別がつかないからである。睡眠状態になると心拍数が少なくなることは医学的に証明されている。そこで心拍数を測定することのできる「光学式心拍計」と組み合わせることで、より的確に睡眠を測定することが可能になるというわけである。

牧野氏は「光学式心拍計」によって心拍数を測定する複雑な仕組みも、次のように分かりやすく説明している。

> 心臓が鼓動すると血管を流れる血流が一時的に増える。赤い血液は緑色の光を吸収するので、緑色のLED光を照射し、その反射光を測定することで血流の増減がわかる。これを一定間隔で測定することで、心拍数が測定できるというものだ。

彼の職人芸ともいえる巧みな文章力のおかげで、ITに関して知識の乏しいわたしのような人間でも「光学式心拍計」と「加速度センサー」を搭載したわずか重量16.4gしかないスマートウォッチが、どのような原理で「睡眠を測定する」のかをなんとなくだが理解することができた。人に分かるように説明するとはこういうことなのだとあらためて思う。

4 夜中にココアを飲む

わたしには夜中にココアを飲む習慣がある。就寝後に目覚めると、ココアを飲んでから二度寝する。2012年に母が逝ってからの習慣だから、まだ10年にならない。

ココアを分量どおりの温めた牛乳で溶いてレンジで熱々にする。別に苦にならないが、時間短縮のために作り置きにすることも考えたことがある。ただ、たまに目覚めないで朝まで寝ている時もあるので結局、その都度作っている。

目覚めてからココアを飲んで再びベッドに戻るまで45分ぐらいかかる。不思議なことに1分2分違ってもだいたい毎晩45分かかっている。入眠までの時間を入れると、ココアタイムのおかげでほぼ毎日1時間以上「覚醒」していることになる。

なんとか8時間、睡眠時間を確保しても就寝時間が7時間を切ることになる。毎日、睡眠モニターの画面を見ているうちに、1時間以上もかかるココアタイムがなければそれだけ余計に眠れるわけで、無駄な時間かもしれないとも考えるようになった。

そんなことを考えながら、本書の執筆のためにネットに挙げられているリストバンド型睡眠モニターの画面をいろいろ見ているうちに、妙なことに気づいた。わたしは人と比べて「深い睡眠」の割合が多いということである。

ちょっと多いというレベルではない。下手すると人の2、3倍多い。そして、どうやらその一因がココアを飲む習慣にあるかもしれない、ということにもうすうす気づいてきた。わたしがよく眠れているのは、就寝後に毎晩やっている「二桁九九」のせいだけではなかったのである。

自分がどんな睡眠をしているのかを知るために、ガーミンのリストバンド型睡眠モニターを装着し始めた2020年11月20日から2021年2月20日までの3か月間の「深い睡眠」「浅い睡眠」「レム睡眠」のそれぞれの睡眠時間をエクセルに入力し、その割合を算出してみた。

算出した結果、わたしは1日平均6時間41分の睡眠時間をとっていることが分かった。そのうち「深い睡眠」が2時間51分でその割合は42.6%、「浅い睡眠」が3時間17分でその割合は49.3%、そして、「レム睡眠」が32分でその割合は8.1%である。

米国の睡眠に関するカンファレンス「SLEEP 2017」で公表されたビッグデータによると、「深い睡眠」の時間は歳をとるにつれて減少し、その割合は20代で平均17%、70歳で12%まで低下する（Conor Heneghan、2017）。こうしたビッグデータと比べてみると、72歳のわたしの「深い睡眠」42.6%という割合がいかに多いかが分かる。

30年以上、睡眠の研究にたずさわってきたスタンフォード大学睡眠生体リズム研究所の西野精治教授は、著書『スタンフォード式最高の睡眠』の中で、睡眠の質を向上させるには「最初の90分間の深い睡眠を重要視する」ことであると力説している。

わたしは実は、就寝後の最初の90分の睡眠が深いということを知らなかった。だから意図的にやっていたわけではないが、どうやらわたしは最初の90分の睡眠をいかに深くするかではなく、入眠を2回にすることで「深い睡眠」を増やしていたようなのだ。

そういえば夜中に目覚めた時、なかなか寝つけない時などに、カルシウムを摂取すると良いのかもとホットミルクか何かを飲んで寝たら熟睡した記憶がある。それからどうせ飲むならポリフェノールとか含まれていて体に良さそうだ

し と試行錯誤してミルクココアにたどり着いたのだろう。ちなみにミルクココアにはカフェインは微量しか含まれていない。

それにしても納豆とか甘酒とか昔から人には体に良いものをとる習慣があるが、それは別に科学的知識に基づいて摂取してきたわけではない。わたしもココアを飲むとよく眠れると誰かに教えてもらったわけではないし、何かの本で読んだわけでもない。

夜中にココアを飲むのは、いつの間にか身についていた習慣である。「自分の体は自分が一番知っている」なんて根拠のない話だと思っていたが、あながちそうでもないのかもしれない。

最後に、「深い睡眠」の割合がこんなに多いことが無条件に喜んで良いことなのかどうかは分からない。わたしは「深い睡眠」は多いが、「レム睡眠」が少ない。まるでショートスリーパーのように極端に少ない。

前述した「SLEEP 2017」のデータでは、「レム睡眠」の割合は全世代を通じて約20％である。それなのにわたしの「レム睡眠」の割合は8.1％しかない。情報処理と記憶形成がきちんとなされていない恐れも若干ある。

5 人生の伴走者

最初はスマートウォッチなんて若い人のものだと尻込みしていたが、半分押し切られたかたちで使い始めて3か月になる。先日、娘に「スマートウォッチをつけ始めてから、毎日生き生きしているね」と言われた。そうかもしれないと思う。

コロナ禍で基本的に在宅生活である。研修会もシンポジウムも中止になって、億劫だった病院の予約さえ楽しみになったくらいだ。外出しないせいで、最初は6250歩だった目標ステップ数はだんだん下がっていき、この頃は3000歩前後をうろうろしている。

そんなモチベーションが下がらないような「ちょっとだけ上」の目標ステップ数は散歩するだけですぐに達成する。歩いていると突然、手首がブルっと振動して小さな液晶画面の中で花火が上がる。目標の2倍を達成することもしばしばである。そんな時も花火が上がる。「2×ゴール！　いいぞ！　2×ゴール！

いいぞ！ 2×ゴール！ いいぞ！」なんてテロップが流れる。

2日続けて目標を達成しようものならもう大変。「2日目達成！ 3日目も行け～ ガンバレ～ ガンバレ～」と上を下への大騒ぎである。そこでおだてられて歩き続ければ毎日褒めてもらえるかというとそうは問屋が卸さなくて、目標ステップ数は歩けば歩くほど「ちょっとだけ上」になって、なかなか達成することができなくなる。

ただ、家の中に籠っていると自動的に目標ステップ数は下がっていく。そして、ちょっと歩いただけで目標が達成できる。花火が上がる。応援テロップが流れる。褒めて育てろというが、vívosmart 4の万歩計、いやステップ計測計は感心するほど良くできている。

感心するほど良くできているのはステップ計測計だけではない。家人とつまらないことで言い争いして落ち込んでいる時、「リラックスしてください。一緒に深呼吸しますか？」というテロップが流れた。思わず3回深呼吸したが、絶妙の「気をつけて」である。

執筆に熱中し過ぎたりすると、「ストレスを感じています。一緒に深呼吸しますか？」というテロップが流れる。もの書きはたぶん、締め切りさえなければ基本的にストレスの少ない職種なのではないかと思う。売れっ子作家でもないわたしに締め切りはない。だから、当然ストレスは少ないはずなのだが、用心するに越したことはない。

Body Battery（ボディバッテリー）とは、最近ガーミンのスマートウォッチに搭載された身体のエネルギーを数値化してくれる機能である。その1から100までの数値が結構、疲労感やトレーニングする際のコンデションとリンクしていると話題になっている。

身体のエネルギーは睡眠、中でも特に「深い睡眠」で充電されるらしい。ご存知のとおり、わたしは「深い睡眠」が人よりも多い。そのせいかボディバッテリーの数値がすこぶる良い。連日、「よくできました！」「すごいですね！」「グッドジョブ！」と褒めてくれる。何がすごいのかよく分からないが、褒められて悪い気はしない。

わたしには持病があって人に自慢するような健康体ではないが、大事にすれば体も長持ちするのではないかと本気で思っている。毎日、スクワットしたり、体幹を整えたりする。食べ物にも気をつけ、具合が悪い時には病院に飛んでいく。子育ての時、子どもを大事にしたように自分の体を大事にしている。

真面目に努力していることをスマートウォッチは気づいてくれているような気がする。「大丈夫！　あなたは頑張ってる」と励ましてくれているような気がする。人生の伴走者と言ったら大袈裟だがそれに近いものがある。

ただ、正直にいうとガーミンの vívosmart 4 はつけ心地が硬い。そして、少し重い。16.4gのどこが重いと言われそうだが、以前使っていた腕時計はスウォッチ社のスキン6.0gである。バックライトのついたデジタル時計だから限度はあると思うが、今でもスキンの肌に吸いつくようなしなやかなつけ心地が忘れられない。あと何年使い続けることができるのだろうか。そんなことをふと考えてしまう。

6 スマートウォッチと高齢者

見守りとしてのスマートウォッチ

どうしてスマートウォッチのCMには若い人しか起用されないのだろう。カタログには美しい女性がヨガをしたり、逞しい男性がジョギングしたりしている写真しか載っていないのだろう。メーカーのユーザー観が透けて見える。

これはあくまでもわたしの身辺に限っての話だが、スマートウォッチがちょっとしたブームになっている。すでにスマートウォッチを使っている息子や娘が睡眠モニターを再認識したり、甥っ子が自分の親の健康のためにスマートウォッチをプレゼントしたりしている。

嬉々として使っているわたしを見て、彼らも高齢者のためのリストバンド型健康機器としてのスマートウォッチを再認識し始めたようである。スマートウォッチは若い人のものだと思い込んでいたのはわたしだけではなかった。若い人たちもそれは同じだったのである。

「もしかしてショートスリーパーかもしれない…」

わたしがちょっと嬉しそうにこんなことを言うのを聞いて、婿殿など「お袋にも買ってやろうかな？」と真剣に悩んでいる。「ところで充電はどうしているんですか？」などと聞いてくる。

コロナ禍で帰省もままならない今、遠く離れている高齢の親を気遣って見守りサービスを利用する人が増えているという。電気ポットの利用状況で親の生活リズムを知ることができる象印の見守りサービスは月額3000円（税込3300円）。使用者自身にとっても何かあった時には気づいてくれるから、心強いと好評のようだ。

セキュリティの大手セコムにも見守りプランがある。月額4700円（税込5170円）、買取なら月額3000円（税込3300円）だが、ペンダント型センサー・窓や扉に設置するセンサーなどの初期費用に別途20万円ほどかかる。追加オプションとして倒れた時などの「自動通報＋駆けつけサービス」月額900円（税込990円）がある。

現在、わたしはリストバンド型健康機器としてスマートウォッチを愛用している。わたしは次第に、スマートウォッチは高齢者の健康のためだけではなく、見守りとしても使えるのではないか、と思うようになった。

どの機種でも同じだろうが、ガーミンの vívosmart 4 の測定した歩数、心拍数、消費カロリー、睡眠などのデータは、スマホだけでなくPCでも見ることができる。データを見るだけなので、月額使用料はいらない。スマートウォッチは、従来ある見守りプランよりも多くの情報をダイレクトに、しかも安価に提供できる。

「本人はただ装着するだけ、何もしなくてもいい」というのが見守りとしてのスマートウォッチの最大の利点である。高齢の親が手首に装着してくれるだけで、どれだけ歩いたか、どれだけ寝ているのかが分かる。いつ起きて、いつ寝ているのかが分かる。

入浴中に充電することを習慣づければ、毎日何時に、どのぐらいの時間入浴しているのかまで分かる。スマートウォッチを見守りや介護用として改良すれば、転倒した時、意識をなくした時、入浴時に何かあった時などにも対応できるようになるはずである。

ちょっと動かないでいると、手首でブルブル振動して「Move! Move! Move!」と知らせる機能もスマートウォッチならではの機能である。血栓ができやすく、エコノミー症候群になりやすい高齢者を24時間見守ってくれる。

スマートウォッチの価格は高いものから安価なものまで実にさまざまである。ガーミン の vívosmart 4 は 1 万6482円（税込1万8130円）。スマートウォッチの代名詞とも言うべきアップルのApple Watch Series 6 は 4 万2800円（税込 4 万7080円）から。人気のフィトビット・ジャパン Fitbit Sence は 4 万円前後。シャオミの Mi Smart Band 5 は4073円（税込4480円）。血圧計を搭載しているオムロンの Heart Guide は 7 万9800円（税込 8 万7780円）。オムロンは医療用機器認証を取得しているが、それなりに高い。

問題は価格ではない。問題は現在、市場に出ているスマートウォッチが高齢者向けではないということである。わたしは母の介護をしたから知っている。見守りが必要になった高齢者の感覚がどんなに繊細で、高齢者の皮膚がどんなにデリケートかを知っている。

高齢者が24時間装着し続けることができるようなスマートウォッチ、より軽量で充電しやすく、健康状態を察知するための最小限の機能を備え、そして機能だけでなくデザイン性も兼ね備えたスマートウォッチの開発が待たれる。

そうした見守りとしてのスマートウォッチの需要は、実は高齢者のためだけではない。今回の新型コロナウィルスのパンデミックで痛切に感じたことがある。命に関わるような感染症という脅威に打ち勝つには、医療機関や保健所による人海戦術だけでは限界があるのではないかということである。

たとえ新型コロナウィルスが収束したとしても、これが最後ではない。新たな感染症のパンデミックに備えて、血中酸素濃度や体温をモニターで一括管理することができるような行政主導の仕組みづくりが喫緊の課題なのではないか、と痛感したことを追記する。

ＮＨＫスペシャル「認知症800万人時代　行方不明者1万人～知られざる徘徊の実態～」

2014 年 5 月11日に放送されたNHKスペシャル「認知症800万人時代　行方不明者 1 万人～知られざる徘徊の実態～」を記憶している人も多いのではないかと思う。

認知症の人、認知症の疑いがある人が徘徊などで行方不明に…。こうした認知症の行方不明者について、NHK が各都道府県の警察本部に取材した結果、その数は 2012 年の 1 年間でのべ 9607 人にも上り、うち 351 人が死亡、208 人が 2012 年末時点でも行方不明のまま、という実態が明らかになった。

こうした認知症の行方不明者はほとんどの場合、事件でも事故でもないために情報が公開されず、埋もれ続けてきたという。わたしは番組を見ながら、どれだけ多くの家族が血眼になってそうした認知症の行方不明者を探し回っただろうかと、胸が潰れるような気持ちになったことを今でも鮮明に覚えている。

当時のわたしにとって「徘徊」は解決し難い問題だった。認知症になったら手術か何かで発信器でも体に埋め込むしかないのだろうか、発信器を埋め込まれて安全が確保されたとしても、それで人間としての尊厳は保たれるのだろうか。

GPS機能付きリストバンドのことなど考えもしなかった。今でこそ誰でもが位置情報を発信するGPS機能のついたスマホを携帯しているが、7 年前にはGPSを搭載したリストバンドという発想そのものがなかったのである。

今は2021年、あと 4 年も経たずして団塊の世代が全員後期高齢者になる。日本は世界に類を見ない超高齢社会になる。1949年生まれのわたし自身が団塊の世代だ。わたしは実際に使ってみて、スマートウォッチこそ数年後に確実にやってくる超高齢社会を乗り切る鍵なのかもしれないとさえ感じている。

介護の現場ではすでにGPS機能付きリストバンドが使われているかもしれない。しかし、社会にそうした認識が行き渡っているとは思えない。現に今年の医療ドラマ「にじいろカルテ」（テレビ朝日系木曜夜9:00～9:54）では若年性認知症の美しい妻の姿が見えなくなるたびに夫は動揺し、韓国ドラマのリメイク版「知ってるワイフ」（フジテレビ系木曜夜10:00～10:54）でもヒロインが認知症の母親を探し回るシーンが放映されている。

たしかに、愛する人を探し回る姿は見る人の胸を打つ。しかし、もうそろそろ脚本家も時代錯誤に気づくべきなのではないだろうか。親や祖父母の姿が見えなくなったら、スマホで位置情報を確認するシーンなどをTV画面で日常的に目にすることが社会の認識を変えることになる。

コロナ禍で健康志向が高まり、運動量や体の状態を測定してくれるスマートウォッチに関心を持つ人が増え、そうした消費者のニーズに応えようとして市場も急拡大している。ただ、その急拡大している市場のターゲットは消費意欲の盛んな若い人だけで、その中に高齢者は含まれていない。

たしかに、高齢者には若い人と違って消費意欲がない。しかし、健康は年金と同じで歳を取らないとその本当のありがたみは分からない。そういう意味で、健康意欲はむしろ若い人たちより旺盛である。スマートウォッチなんて若い人のものだと思い込んでいたわたしが言うのもおこがましいが、高齢者自身が自分の消費者としてのニーズに気づくことが必要なのかもしれない。

〈参考文献〉

2. 睡眠モニター

Garmin サポートセンター >アドバンストスリープモニタリングについて>アドバンストスリープモニタリングの新機能とは？　2021/06/10検索

3. 「光学式心拍計」と「加速度センサー」

Garmin サポートセンター＞アドバンストスリープモニタリングについて＞この機能の動作原理は？　2021/06/10検索

「アップルウォッチはなぜ睡眠を記録できるか？」MacFan　文・牧野武文　2019.2.15.

4. 夜中にココアを飲む

米国の睡眠に関するカンファレンス「SLEEP 2017」

Conor Heneghan「心拍計と加速度計を搭載したリストバンドによって収集されたデータに基づく睡眠ステージの推測」2017年

西野精治『スタンフォード式最高の睡眠』サンマーク出版、2017年

6. スマートウォッチと高齢者

見守りとしてのスマートウォッチ

象印みまもりほっとライン 2021/02/13検索
高齢者見守りサービス・ホームセキュリティのセコム 2021/02/13検索

NHK スペシャル「認知症 800 万人時代　行方不明者 1 万人～知られざる徘徊の実態～」

NHKスペシャル「認知症800万人時代 行方不明者1万人～知られざる徘徊の実態～」2014年 5 月11日放送
ドラマ「にじいろカルテ」（テレビ朝日系木曜夜9:00～9:54）最終回2021年 3 月
ドラマ「知ってるワイフ」（フジテレビ系木曜夜10:00～10:54）最終回2021年 3 月

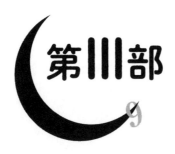

第III部

コロナ禍 2020

37×3=111 さんじゅうし

37×4=148

64×3=192 ろくじゅうし

64×2=128 ろくじゅうし

76×3=228 ななじゅうろくさんにひゃくにじゅうはち

76×4=304 ななじゅうろくしさんびゃくよん

76×5=380 ななじゅうろくごさんびゃくはちじゅう

76×6=456 ななじゅうろくろくよん

金魚

最近、新型コロナウィルス感染防止のための自粛生活が続いているせいか、家に飾るための花束がよく売れるという。うちでも金魚を飼うことになった。先の見えない不安の中で、人は美しい花や小さな命を愛でたくなるのかもしれない。

大型ショッピングセンターにあるペットコーナーの片隅に小さな水族館のような熱帯魚や金魚の水槽が並んでいる。明るいショッピングセンターの中でそこだけまるで海を切り取ったように深い緑色だ。

金魚を買いに行くと言うのでついてきたが、家族で買い物なんて久しぶりだ。娘夫婦と孫2人とわたしの5人。孫たちのテンションが妙に高い。金魚は孫たちに選ばせると言う。財布と相談して親がそれなりの金額の金魚のいる水槽にそれとなく誘導するのだろう。

しばらく一緒に金魚を楽しんで、わたしはペットコーナーと100円ショップの間のベンチに腰掛けて待つことにした。水槽の向こうにマスクをつけた孫たちの顔が揺れている。そばにいる親の方も目を皿のようにして金魚を選んでいる。「これはどう？」「こっちはどう？」と指差しながら子どもたちに言っている声が聞こえるようだ。

子育ての時、わたしは子どもたちに選ばせるのが下手だった。ついつい自分の気に入ったものを子どもに押しつけてきたような気がする。

金魚選びはあっけなく終わった。孫たちがビニール袋に入った2匹の金魚を見せにきた。ちょっと小ぶりでそれがおかしかった。

2匹の金魚の名前は「キンタ2号」「はーちゃん」

「キンタ2号」は赤と白が斑になったワキン、「はーちゃん」は真っ赤な琉金。

鯉に餌をやる時のように餌をやる時に手を叩くことにした。

きっと餌をもらえると思って寄ってくるようになるだろう。

コロナ禍、ベルリンでは夜7時、市民が医療従事者に拍手で感謝を示しているという。

手を叩く時、わたしもそうすることにした。

「医療従事者に感謝！ エッセンシャルワーカーに感謝！」
金魚に餌をやるたび、手を叩いてそう繰り返した。
3日ほど経って、手を叩く音で目を覚ました。パチパチという小さな子どもたちの拍手は可愛い。それから、9歳と6歳の孫の声が聞こえた。
「いりょーじゅーじしゃにかんしゃ！ えっせんしゃるわーかーにかんしゃ！」
一瞬、聞き違いかと耳をすませる。
パチパチパチ……。
「いりょーじゅーじしゃにかんしゃ！ えっせんしゃるわーかーにかんしゃ！」
それから数日して、「はーちゃん」が死んだ。
娘は慌ててショッピングセンターに飛んでいき、大きくて尾びれも左右に張って立派な「はーちゃん」と同じ種類の金魚を買ってきた。「かーちゃん」と命名された。
だんだん、「キンタ2号」の元気がなくなり、2週間後に死んだ。
どうやら最初に購入した2匹のうちの1匹に病気があって、それが移ってしまったらしい。
「かーちゃん」にも病気が移っているかもしれない。
一時期、弱りかけた「かーちゃん」だったが、幸い1か月経っても元気に泳いでいる。
餌をやる時に拍手をすることはなくなった。
病気の金魚には体調をみながらほんの少しずつ餌をやるのだそうだ。
水槽を覗くと、「かーちゃん」は餌をくれるのかと寄ってくる。
「かーちゃん」はいつもお腹をすかせている。
そんな「かーちゃん」を見ていると、どこからともなく小さな拍手が聞こえてくるような気がする。あの時の孫たちの声が聞こえてくるような気がする。
パチパチパチ……。
「いりょーじゅーじしゃにかんしゃ！ えっせんしゃるわーかーにかんしゃ！」

与謝野晶子

5月25日、緊急事態宣言が解除された。解除されたからと言って新型コロナウィルスが消滅したわけではない。薬やワクチンができたわけでもない。自粛生活を徹底し、感染しないよう頑張ってきた足場が崩れたようだった。

これから何をどう頑張ればいいのだろうかと途方にくれていたある日、録画しておいた「BS1スペシャル　スペイン風邪　100年前の教訓」を見た。わたしは番組のエンドロールに釘付けになった。ナレーションとして流れたのは、与謝野晶子の「感冒の床から」という論評記事の一部である。

与謝野晶子は大正、昭和を代表する歌人である。彼女には11人の子どもがいるが、小学校に通う一人が罹患し、それをきっかけに家族全員が「家庭内感染」した。「感冒の床から」という論評記事では当時の政府の感染症対策の甘さを批判している。

日露戦争に招集された戦地の弟に送った「君死にたまうことなかれ」という「非戦」の歌でもそうだが、何ものにも怯まない彼女の言葉はいつも人の心をわしづかみにする。

私は今、この命の不安な
流行病の時節に、
何よりも人事を尽くして
天命を待とうと思います。

『人事を尽くす』ことが
人生の目的でなければ
なりません。

私たちは飽迄(あくまで)も
『生』の旗を押立ながら、
この不自然な死に対して
自己を衛(まも)ることに
聡明でありたいと思います。

そうか、人事を尽くして天命を待てばいいのか。人事を尽くせばたとえ感染したとしてもそれはそれで仕方のないことなのだ。重苦しかった気持ちが少し軽くなる。

在住している横浜では6月1日、新型コロナウィルスの感染防止のために3か月間、休校となっていた学校が始まった。学校だけではない、緊急事態宣言以来、自粛していた飲食店や店舗が開業されるなど、経済活動も再開されようとしている。わたしも病院の予約を取り、見合わせていた検査を受け、マスクをしたまま診察を受けた。

久しぶりにバスに乗った。運転席は感染防止ための遮断シートで覆われている。乗客はみんなマスクをしている。ビニールの手袋をした高齢の男性もいる。感染してたまるものかという気持ちが伝わってくる。

換気のために開けられた窓の風に吹かれながら思った。どんな時でも、子どもは教育を受けなければいけないし、人は働かなければいけない。高齢者も感染を恐れて閉じこもってばかりいるわけにはいかない。

7月2日

朝が苦手だ。

今日は病院の予約が午前9時半。7時半に起床して8時半のバスに乗る。ただそれだけのことに前の晩から緊張する。寝る前に、明日は起きてまず身支度をしてと頭の中でシミュレーションする。よくもまあ子ども2人を無事に育てたものだと、幼稚園から高校まで遅刻させないよう頑張ったものだと自分で自分を褒めてやりたくなる。

病院では骨密度の検査をして、血液検査をして、骨粗鬆症治療薬のプラリヤを投与し、痛み止めのブロック注射をした。血管が細いので血液採取者には苦労をかける。採取に失敗した分も含めて注射の後の絆創膏が5つ。

この病院は嫌いだ。地の利はいいし、看護師さんをはじめスタッフは皆親切だ。でも、いつも思う。このホテルなんだか病院なんだか分からない中途半端な感じが嫌だ。

帰りのバスの中でスヴェトラーナ・アレクシエーヴィチの『戦争は女の顔をしていない』（岩波現代文庫、2016年）を読む。4月の緊急事態宣言以降、公共交通機関を利用する機会が少なくなり、なかなか読み進まない。ロシアでは第二次世界大戦で100万人を超える女性が従軍し、著者はそうした女性たちのインタビューを丹念に集めた。気の遠くなるような尊い仕事だ。

オリガ・ニキーチチュナ・ザベーリナ　軍医（外科）

音楽が聞こえることがある……歌だったり……女の人の声だったり……私が感じていたことがそこにあるの。何か似たものが……

戦争の映画を見ても嘘だし、本を読んでも本当のことじゃない。違う……違うものになってしまう。自分で話し始めても、やはり事実ほど恐ろしくないし、あれほど美しくない。戦争中、どんなに美しい朝があったかご存知？

戦闘が始まる前……これが見納めかもしれないと思った朝。大地がそれは美しいの、空気も……太陽も……

コロナ禍、新緑の美しい５月。わたしは気づいた。ペストもコレラも、空はどこまでも蒼く、緑滴り、花は咲き乱れ、小鳥が囀る美しい自然の中で人びとは苦しみ死んでいったことに気づいた。そうか、戦争もそうだったのか……。

本日の米国の感染者268万6480人、前日比でほぼ５万人増。死者12万8062人。米国の死者数は第一次世界大戦の戦死者11万人をはるかに超えた。日本の感染者１万9872人。前日比195人増。死者990人。東京の感染者は連日100人超。感染拡大が止まらない。

新型コロナ COVID − 19　　世界の主な国・地域の感染者数と死者数
感染者 1069 万 4288 人　前日比（＋ 20 万 8525 人）
死者 51 万 6210 人　前日比（＋ 4667 人）
７月２日午後５時現在。米ジョンズ・ホプキンス大学の集計から。

中国の全国人民代表大会で６月30日に「香港国家安全維持法」が成立し、即日施行された。香港警察によって翌７月１日、同法に違反した疑いで抗議デモに参加した男女10人が逮捕された。また、違法集会などの容疑で370人が拘束された。

朝日新聞　７月２日朝刊一面トップ
「香港国家安全法、初の逮捕　デモの１０人、『独立』主張などで」

午後10時過ぎ、いつもは子どもを寝かしつける時に一緒に寝落ちしてしまう娘がわたしの部屋に入ってきた。こんな時間に来るのは疲れているからだ。彼女はここではママでもないし、主婦でもない。わたしは知らん顔して新聞を読み続ける。

しばらくベッドに転がっていた娘がぽつりと言った。

「映画でも観ない？」

映画「パラサイト　半地下の家族」ポン・ジュノ監督
第72回カンヌ国際映画祭パルムドール賞。第92回アカデミー賞作品賞・監督賞・脚本賞・国際長編映画賞。

この１年、世界を席巻した映画である。いつもながら韓国映画は激しい。中国の映画が抒情的なのと対照的だ。オバマ元大統領もSNS上で年間ベスト10本にあげていた。彼と同じ映画を共有できたことが嬉しい。トランプ大統領とは同じ空気も吸いたくない。

午前１時半、就寝。

明日は寝坊することにしよう。

ドラマ＆ドキュメント「不要不急の銀河」

2020年５月、新型コロナウィルスのパンデミックによって世界中の映画やドラマの撮影が止まった。映画館は閉鎖され、テレビ局はリバイバル映画や再放送の連続ドラマを放送するしかなかった。その画面からは未曾有の感染症の脅威に対してなすすべもなく立ちすくむ製作陣の姿が透けて見えるようだった。

そんな状況下、NHKテレビドラマ制作部門でひとつの企画が進行していた。ドラマ作りの原点に戻り、コロナ禍にドラマを作ることの意味を問い、感染症に翻弄される人びとの日常や心情を映したドラマを制作し、制作過程を記録として残すという企画である。

5月15日

北九州にある産業医科大学の森晃爾医師ら数名の医療関係者を交えて、リモート医療会議が開かれる。森医師は、東日本大震災後での原発事故の現場でも活躍したプロフェッショナルである。

監督井上剛「先生、この時期にドラマとか撮っていいんですかね？」

5月28日

緊急事態宣言の解除を受け、スタッフ初顔合わせ。

北九州にある産業医科大学の医師ら数名、リモート参加。

制作するのは、スナックを舞台にした家族のドラマ。

又吉直樹のオリジナル脚本。現時点で執筆中。

監督はじめスタッフ一同、この状況下での企画の意図、そしてこの企画を実現するにあたって予想される困難を共有する。

6月5日

医師立ち会いによる感染防止を目的とした現場指導。

北九州の感染拡大のために、産業医科大学からは立ち会いに参加できず、リモートにて参加。代わりに紹介された宮本俊明医師が立ち会いに参加する。

メイクルーム

実際にメイクアップをしている現場での医師立ち会い。肌への直接的な接触を避けるためのブラシなどの使用、また粘膜に近いアイメイクや口紅を施す際の注意点などを指摘する。

副調整室

カメラの画面をモニターで映し出し、監督はじめ照明が指示を出す副調整室。医師立ち会いのうえ、監督、照明など各人の間にアクリル板を設置する。

撮影現場

最も気になるのはスタジオでの家族団欒の撮影。本番で役者はマスクを外して演技をする。宮本医師が代役リハーサル現場に立ち会い、実際の撮影での感染防止のアドバイスをする。

リモートで参加している森医師にも意見を聞く。

森医師「普通の生活でもみんなリスクを抱えています。このドラマを撮ることでどれだけリスクが増えたの？という、その差分のところで議論をした方がいい」

6月15日

前代未聞のリモートによるキャスト顔合わせ。

仕上がったばかりの台本でリモート本読み。題名は未定。

撮影まで1週間

スタッフやキャストによるコロナ禍でのスナック取材。実は日本にはコンビニの数よりスナックの方が多い。コンビニのない街でもスナックはある。そんなスナックを不要不急として切り捨ててもいいのか？　生きるためにそうした居場所を必要とする人もいるのではないだろうか？

6月25日

医師立ち会いによる撮影直前シミュレーション。

キャストや撮影スタッフに対する感染防止のための手順の徹底。

リリー・フランキーが思わず呟く。

「厳戒態勢。思っていたよりも厳しい」

家族団欒のシーンをどう撮るか？

実験として俳優を囲むように特殊なアクリル板が用意される。

VFX（合成）によって画面上、アクリル板がまったく見えなくなる。

7月2日

緊急事態宣言のもとで企画を立ち上げ2か月、ドラマ撮影開始。

北九州から森医師らも駆けつけ、医師数人体制で現場の感染防止に目を光らせる。

脚本を担当した又吉直樹がスタジオ入りする。

本番5秒前、4秒前、3秒前、2秒前、はいスタートの声とともに、スナック銀河、そして緊急事態宣言下の夜の街を背景にして又吉直樹のナレーションが流れる。

7月23日

総合　夜7時30分から8時42分　放送

コロナ禍での「新たなドラマ」の制作過程を追ったドキュメントと「ホームドラマ」の二部構成のTVショー。

師走を迎え、もうすぐ年が明けようとしているのに感染収束の兆しはまったく見えない。重症患者数や感染者数が日々更新され続けている。ただ、数か月前の言い知れぬ恐怖とは違い、対峙する覚悟みたいなものができたような気がする。

今季の秋ドラマは恋愛ドラマが豊作だ。連続ドラマ「恋する母たち」（TBS系金曜夜10:00～10:54）や「共演NG」（TV東京系月曜夜10:00～10:54）では始まってそうそう濃厚なキスシーンがあった。フランスでは早くも6月初旬には映画の撮影が再開されたが、キスシーンは濃厚接触にあたるとして断念されたという。

ドラマの撮影現場ではどれだけ多くの関係者が固唾を飲んで見守っていただろう。コロナになんか絶対に負けない。まるで挑むようなキスシーンを見ながらスタッフやキャストのそんな気概を感じる。

「過覚醒」

横浜港に入港したクルーズ船ダイヤモンドプリンセスに新型コロナウィルスの陽性感染者が乗船していたことが判明し、日本政府は3700人超の乗客乗員の下船を許可しなかった。2020年2月3日のことである。大型クルーズ船内の集団感染のニュースは世界中を駆け巡り、中国の武漢の次に感染爆発するのは日本だという風評まで飛び交った。
横浜在住のわたしも一時はどうなることかと、その経過を固唾を飲んで見守った。あれから半年が経つ。幸いなことに、身内や知人で新型コロナウィルスに感染した人はいない。マンションで感染者が出た場合には管理組合が掲示するはずだが、今のところそうした掲示はない。
孫たちも緊急事態宣言が解除されてから毎日、学校や幼稚園に通っている。今まで経験したことのない酷暑の中でのマスク生活にも慣れたが、スマホには「明日の予定はありません」というテロップが流れ、今日が何日かふと分からなくなる日々が続いている。
2020年9月5日、朝日新聞の土曜版『be』に「コロナ禍の睡眠」という特集記事が掲載された。新型コロナウィルスの感染拡大につれて睡眠の問題を抱える人が多くなっている。生活パターンの変化や不安によるストレスが原因だという。実際にテレワークなどで仕事とプライベートの切り替えが難しくなり、「早寝早起き」ならぬ「遅寝遅起き」になった記者が、コロナ禍での健康的な睡眠について専門家にアドバイスを受けている。
パークサイド日比谷クリニックの精神科医立川秀樹院長によると、新型コロナウィルスのような脅威があると、その脅威に立ち向かうために交感神経が優位になる。また、そうした脅威が長く続くと、交感神経が優位になったままの「過覚醒」の状態になるという。
「過覚醒」はストレスなどによって活発になった交感神経が元に戻らなくなり、ストレスが解除されても身体的な緊張が続いてしまう状態である。「不眠症」「イライラ」「過敏な反応」「警戒心」などがその主な症状としてあげられる。特に、「過覚醒」と「不眠症」の悪循環には注意をする必要がある。
スタンフォード大学教授で睡眠生体リズム研究所の所長でもある西野精治氏は、「周りの環境やストレスで、睡眠は不安定になりやすい。日中は体を動かし、夕食後はできるだけリラックスするなど、規則正しくメリハリのある生活を心がけることが大事」とアドバイスしている。
新型コロナウィルスに感染しないために、マスクの着用、手洗い、手や指の消毒が奨励されている。密閉、密集、密接、いわゆる三密を避ける。最初は違和感を覚えたソーシャルディスタンスという言葉にもすっかり慣れた。

感染の恐れのある状況下では誰もが緊張を強いられる日常を送っている。そのことを自覚し、十分な睡眠時間を確保することのできるよう気をつける。睡眠障害を抱えがちな高齢者だけでなく、若い人も生活パターンの乱れから昼夜逆転しないよう注意する必要がある。

それにしても暑い夏だった。同居する娘は毎日、「エアコンを使ってね」と促してくれたものである。わたしの部屋の掛け時計は、温度と湿度が警戒基準を超えると赤いランプがチカチカと点滅する。部屋に入る時にはまず掛け時計の温度と湿度を確認するのが夏場の習慣になって久しい。

夏に、警告ランプが点滅するのは毎年のことだ。毎年のことで慣れているはずなのに、コロナ禍での警告ランプの点滅は不気味だった。今から思うと、わたしは「過覚醒」だったのではないかと思う。「過覚醒」とまではいかなくても、それに近い精神状態であったことは確かである。

今でも目を閉じると、暗闇に浮かび上がる不気味な赤い点滅と、ベッドの中で身じろぎもせずにそれを見つめている自分の姿が鮮明に浮かんでくる。

新型コロナ全論文解読

11月8日に放送されたNHKスペシャル「新型コロナ全論文解読～AIで迫るいま知りたいこと～」を見た。

コロナ禍の現在、世界中の科学者が自分のジャンルを超えて新型コロナウィルスの研究に挑戦し、日々膨大な量の論文が査読前にネットで共有されている。NHKでは新型コロナウィルスに関する論文を解析するプロジェクトを進めている。今回は2020年11月初めまでに公表された全論文解読である。

ノーベル賞を受賞した山中伸弥教授を中心とする専門家チームによる新型コロナウィルス に関する論文のAI解析が、Eテレ「サイエンスゼロ」で放送されたのは、緊急事態宣言が解除されてすぐの5月31日だった。あの時にはたしか、論文の数は5万本だった。わずか半年後、今回のNHKスペシャルで解析された論文の数は20万本を超える。

NHKは、AI解析によって選び出された世界のトップクラスの研究者たちに次の2つの質問を投げかけた。

「新型コロナウィルス　収束の時期は？」
「新型コロナウィルス　収束のキーワードは？」
収束時期に対する研究者たちの答えは「2021年夏」から「2021年末」、「2022年」、「2023年」、そして「収束しないで毎年流行する季節性ウィルスになる」とさまざまだったが、一方で収束の鍵を握るキーワードについては「ワクチン」で共通している。
感染防止としてだけでなく、マスクを通じた微量感染の繰り返しで免疫力が高まる、というマスクと免疫の意外な関係が分かってきた。また、昔から感染対策にいいと言われてきた加湿器の効果が改めて見直されている。線毛は気道をおおうバリア機能だが、粘液質のため乾燥すると動かなくなってしまう。その線毛がバリア機能として最も働くのが湿度40％～60％。室内の湿度を高めることによって空気中を漂う飛沫を大きく減少させることもできるという。
マスク、加湿器、そして換気。AIが20万本以上の論文を解析した結果、家庭でできる感染防止は驚くほど基本的な対策だった。番組MC、爆笑問題の太田光が「正しく恐れる」ということがどういうことなのかが分からないとコメントしていたが、要するに決して気を緩めるなということなのだろう。
ワクチン開発のトップランナーでもある国立感染症研究所の長谷川秀樹氏は、番組の終わりで次のように述べている。

> 論文20万本をこのように解析して見せていただく機会は非常に貴重でした。科学者の中にもさまざまな議論があって意見が一致していないということもあります。我々はどうしても自分の周囲にあるものや自分自身の結果が正しいと信じてしまうところがありますよね。あと、論文を読む時には珍しいものが目立つということがあって、このように全体を見ることができると実際に起こっていることが何かということが分かってきます…。

TV画面に見入っていたわたしがふと気づくと、すぐそばでゲームをしていた９歳になる孫がTV画面を見ながらぽつりと呟いた。
「コロナ、ずっとこのままなのかな？」
それを聞いてはっとした。大人ももちろん不安だが、子どもたちもこの得体の知れない新型コロナウィルスという感染症が不安でたまらないのだ。ウィズ・コロナなんて言われても、大人もよく理解できないことを子どもが分かるわけがない。

わたしは一瞬息を止め、す～と深呼吸した。

「ずっとこのままじゃない。世界中のお医者さんや科学者が頑張って研究してくれている。AIってものすごくたくさんの論文を読むことができるんだって。今はそうした情報を共有できる。それは君も知っているよね。だから、わたしたちはコロナをやっつけることができる。もうじきワクチンやお薬ができる。だから、大丈夫」

そして、自分にも言い聞かせるようにこう付け加えた。

「それまで感染しないように気をつけようね」

孫が納得したかどうか分からない。ただ、彼は黙って頷いてくれた。彼の小さな頭越しに、まるでスローモーションのように「新型コロナ全論文解読」のクレジットタイトルが流れていく。

「一律10万円給付」

7月半ば、横浜の郊外にある大きな総合病院に行く。4月、そして5月と新型コロナウィルスに感染するのが怖くて受診をキャンセルしてきたが、このままずっと受診しないわけにもいかず、病院通いを再開した。この病院は紹介状なしには受診できない。紹介状を携え、とっておきの不織布マスクをつけた受診に緊張する。

まず、入り口で検温。手指の消毒。受付で紹介状を渡す。病院のスタッフも行き交う看護師もとりたてて防護服を着ているわけではない。全員が医療用、いわゆるサージカルマスクをつけている他は通常と変わらない。

待合室も患者が全員マスクを着用している以外はいつもと同じだが、妙にし～んとしている。どこからか話し声が聞こえてくる。斜め前にいる車椅子に乗った高齢の女性と付き添っている中年の女性のようだ。はじめは親子かとも思ったが、どうやらその女性は介護か何かで病院に付き添ってきているようだ。

高齢の女性「ああ嫌だ。絶対、おれおれ詐欺にはひっかかりたくないわね」

2人の会話が妙に鮮明に聞こえてくる。

付き添いの女性「最近は、10万円の給付金のことでも電話があったりするんですって」

高齢の女性「えっ⁉　給付金って何？」

付き添いの女性「ほらっ、10万円貰えるじゃないですか、国民が全員」

高齢の女性「知らなあい。みんな貰えんの？」

付き添いの女性「国民が全員ですから」

高齢の女性「えー、知らなかった！　わたし、ニュースだけは見るようにしているのよ。だけどそんなこと全然知らなかったわ」

付き添いの女性「娘さんはご存知だと思うんですけど…」

付き添いの女性が口ごもった。どうやら自分がマズい話題を持ち出したことに気づいたらしく、さりげなく話題を変える。待合室が静まり返っているせいで会話が聞こえるのかと思っていたが、もしかしてみんな聞き耳を立てていたのかもしれない。

わたしが診察を終え会計を待っていると、先程の2人がいた。高齢の女性が身振り手振りを交えて楽しそうに喋り、付き添っている女性がふんふんと頷いている。その様子を見てなんだかほっとした。

新型コロナウィルス による感染拡大に伴う経済対策の柱として国民全員に一律10万円の配布が決まったのは、緊急事態宣言による自粛生活の最中にある4月半ばのことだった。当初の「減収世帯への30万円の給付」がいつのまにか「国民1人10万円の給付」となり、そのための費用は30万円給付のための約4兆円から約12.9兆円にまで膨らんだ。

日本が「一律10万円給付」のような大盤振る舞いに浮き足立っていた4月、まさに感染爆発の陣頭指揮にあたっていた米国ニューヨーク市長が自分たちは新型コロナウィルスを舐めていたと呻くように吐露していた。今、振り返ってみれば、日本政府も国民もこの感染症の恐ろしさを舐めてかかっていたのかもしれない。

感染対策より経済政策を優先してきたトランプ大統領に代わってバイデン次期大統領が躍起となっているが、米国の感染拡大は収束する様子もなく、12月16日には米国の感染による死者数は30万人を超えた。一方、4月には1万人ほどだった日本国内での感染確認も19万人に迫ろうとしている。

12月 8日の閣議後会見で、コロナ禍で生活が困窮しているひとり親世帯に「臨時特別給付金」が再支給されることが正式に発表された。支給額は 5 月に支給された 1 回目と同じで、児童扶養手当の受給者や感染拡大の影響で家計が急変した世帯などに、子ども 1 人の場合には 5 万円、子どもが 1 人増えるごとに 3 万円が加算される。

対象になる世帯は約119万世帯。必要な予算は約775億円。年内までには支給されるという。食べ物さえこと欠くほどの窮状にずっと心を痛めてきた。この支給によって一息ついて年越しすることができる親子がいると思うと少し救われる。

12月18日、米製薬大手ファイザーが厚生労働省にワクチンを申請した。守るしかなかった新型コロナウィルスとの闘いだったが、やっと攻防戦の様相を呈してきた。いずれにせよ長期戦は避けられないだろう。

財源は限られている。本当に支援を必要としている人に再配分して欲しい。

〈参考文献〉

与謝野晶子

NHK BS1スペシャル「ウィルス VS人類 3　スペイン風邪100年前の教訓」2020年5月12日放送

7 月 2 日

スヴェトラーナ・アレクシエーヴィチ『戦争は女の顔をしていない』岩波現代文庫、2016年

朝日新聞「香港国家安全法、初の逮捕　デモの10人、『独立』主張などで」（北京＝高田正幸）2020年7月2日

ドラマ＆ドキュメント「不要不急の銀河」

NHKドラマ＆ドキュメント「不要不急の銀河」2020年7月23日放送

ドラマ「恋する母たち」（TBS系 金曜夜10:00～10:54）最終回2020年12月

ドラマ「共演NG」（TV東京系月曜夜10:00～10:54）最終回2020年12月

朝日新聞「欧州各国、広がる芸術支援、コロナ禍でも『社会・経済に不可欠』仏で映画撮影再開」（パリ＝疋田多揚）2020年5月27日

「過覚醒」

朝日新聞土曜版『be』「元気にキレイに『コロナ禍の睡眠』」（今直也）2020年9月5日

新型コロナ全論文解読

NHKスペシャル「新型コロナ全論文解読～AIで迫る　いま知りたいこと～」2020年11月8日放送

Eテレ『サイエンスゼロ』「新型コロナ論文解析SP」2020年5月31日放送

巻末

ふりがなつき「二桁九九」

くごにひゃくさんじゅう

はちじゅうご

ろくにひゃくにじゅうに

37×3=111 さんじゅうしち

37×4=148 さ

64×3=192 ろくじゅうしさ

64×2=128 ろくじゅうしに

76×3=228 ななじゅうろくさんにひゃくにじゅうはち

76×4=304 ななじゅうろくしさんびゃくよん

76×5=380 ななじゅうろくごさんびゃくはちじゅう

76×6=456 ななじゅうろくろくよんひ

1の段

1×1＝1	いんいちがいち
1×2＝2	いんにがに
1×3＝3	いんさんがさん
1×4＝4	いんしがし
1×5＝5	いんごがご
1×6＝6	いんろくがろく
1×7＝7	いんしちがしち
1×8＝8	いんはちがはち
1×9＝9	いんくがく

2の段

2×1＝2	にいちがに
2×2＝4	ににんがし
2×3＝6	にさんがろく
2×4＝8	にしがはち
2×5＝10	にごじゅう
2×6＝12	にろくじゅうに
2×7＝14	にしちじゅうし
2×8＝16	にはちじゅうろく
2×9＝18	にくじゅうはち

3の段

3×1＝3	さんいちがさん
3×2＝6	さんにがろく
3×3＝9	さざんがく
3×4＝12	さんしじゅうに
3×5＝15	さんごじゅうご
3×6＝18	さぶろくじゅうはち
3×7＝21	さんしちにじゅういち
3×8＝24	さんぱにじゅうし
3×9＝27	さんくにじゅうしち

4の段

4×1＝4	しいちがし

4×2＝8　しにがはち
4×3＝12　しさんじゅうに
4×4＝16　ししじゅうろく
4×5＝20　しごにじゅう
4×6＝24　しろくにじゅうし
4×7＝28　ししちにじゅうはち
4×8＝32　しはさんじゅうに
4×9＝36　しくさんじゅうろく

5の段

5×1＝5　ごいちがご
5×2＝10　ごにじゅう
5×3＝15　ごさんじゅうご
5×4＝20　ごしにじゅう
5×5＝25　ごごにじゅうご
5×6＝30　ごろくさんじゅう
5×7＝35　ごしちさんじゅうご
5×8＝40　ごはしじゅう
5×9＝45　ごっくしじゅうご

6の段

6×1＝6　ろくいちがろく
6×2＝12　ろくにじゅうに
6×3＝18　ろくさんじゅうはち
6×4＝24　ろくしにじゅうし
6×5＝30　ろくごさんじゅう
6×6＝36　ろくろくさんじゅうろく
6×7＝42　ろくしちしじゅうに
6×8＝48　ろくはしじゅうはち
6×9＝54　ろっくごじゅうし

7の段

7×1＝7　しちいちがしち
7×2＝14　しちにじゅうし
7×3＝21　しちさんにじゅういち

7×4＝28　しちしにじゅうはち
7×5＝35　しちごさんじゅうご
7×6＝42　しちろくしじゅうに
7×7＝49　しちしちしじゅうく
7×8＝56　しちはごじゅうろく
7×9＝63　しちくろくじゅうさん

8の段

8×1＝8　はちいちがはち
8×2＝16　はちにじゅうろく
8×3＝24　はちさんにじゅうし
8×4＝32　はちしさんじゅうに
8×5＝40　はちごしじゅう
8×6＝48　はちろくしじゅうはち
8×7＝56　はちしちごじゅうろく
8×8＝64　はっぱろくじゅうし
8×9＝72　はっくしちじゅうに

9の段

9×1＝9　くいちがく
9×2＝18　くにじゅうはち
9×3＝27　くさんにじゅうしち
9×4＝36　くしさんじゅうろく
9×5＝45　くごしじゅうご
9×6＝54　くろくごじゅうし
9×7＝63　くしちろくじゅうさん
9×8＝72　くはしちじゅうに
9×9＝81　くくはちじゅういち

10の段

10×1＝10　じゅういちじゅう
10×2＝20　じゅうににじゅう
10×3＝30　じゅうさんさんじゅう
10×4＝40　じゅうしよんじゅう
10×5＝50　じゅうごごじゅう

10×6＝60　じゅうろくろくじゅう
10×7＝70　じゅうしちななじゅう
10×8＝80　じゅうはちはちじゅう
10×9＝90　じゅうくきゅうじゅう

11の段

11×1＝11　じゅういんいちじゅういち
11×2＝22　じゅういんにじゅうに
11×3＝33　じゅういんさんさんじゅうさん
11×4＝44　じゅういんしよんじゅうし
11×5＝55　じゅういんごごじゅうご
11×6＝66　じゅういんろくろくじゅうろく
11×7＝77　じゅういんしちななじゅうしち
11×8＝88　じゅういんはちはちじゅうはち
11×9＝99　じゅういんくきゅうじゅうく

12の段

12×1＝12　じゅうにいちじゅうに
12×2＝24　じゅうににんにじゅうし
12×3＝36　じゅうにさんさんじゅうろく
12×4＝48　じゅうにしよんじゅうはち
12×5＝60　じゅうにごろくじゅう
12×6＝72　じゅうにろくななじゅうに
12×7＝84　じゅうにしちはちじゅうし
12×8＝96　じゅうにはきゅうじゅうろく
12×9＝108　じゅうにくひゃくはち

13の段

13×1＝13　じゅうさんいちじゅうさん
13×2＝26　じゅうさんにじゅうろく
13×3＝39　じゅうさざんさんじゅうく
13×4＝52　じゅうさんしごじゅうに
13×5＝65　じゅうさんごろくじゅうご
13×6＝78　じゅうさぶろくななじゅうはち
13×7＝91　じゅうさんしちきゅうじゅういち

13×8＝104　じゅうさんぱひゃくよん
13×9＝117　じゅうさんくひゃくじゅうしち

14の段

14×1＝14　じゅうしいちじゅうし
14×2＝28　じゅうしにじゅうはち
14×3＝42　じゅうしさんよんじゅうに
14×4＝56　じゅうししごじゅうろく
14×5＝70　じゅうしごななじゅう
14×6＝84　じゅうしろくはちじゅうし
14×7＝98　じゅうししちきゅうじゅうはち
14×8＝112　じゅうしはひゃくじゅうに
14×9＝126　じゅうしくひゃくにじゅうろく

15の段

15×1＝15　じゅうごいちじゅうご
15×2＝30　じゅうごにさんじゅう
15×3＝45　じゅうごさんよんじゅうご
15×4＝60　じゅうごしろくじゅう
15×5＝75　じゅうごごななじゅうご
15×6＝90　じゅうごろくきゅうじゅう
15×7＝105　じゅうごしちひゃくご
15×8＝120　じゅうごはひゃくにじゅう
15×9＝135　じゅうごっくひゃくさんじゅうご

16の段

16×1＝16　じゅうろくいちじゅうろく
16×2＝32　じゅうろくにさんじゅうに
16×3＝48　じゅうろくさんよんじゅうはち
16×4＝64　じゅうろくしろくじゅうし
16×5＝80　じゅうろくごはちじゅう
16×6＝96　じゅうろくろくきゅうじゅうろく
16×7＝112　じゅうろくしちひゃくじゅうに
16×8＝128　じゅうろくはひゃくにじゅうはち
16×9＝144　じゅうろっくひゃくよんじゅうし

17の段

17×1＝17　じゅうしちいちじゅうしち
17×2＝34　じゅうしちにさんじゅうし
17×3＝51　じゅうしちさんごじゅういち
17×4＝68　じゅうしちしろくじゅうはち
17×5＝85　じゅうしちごはちじゅうご
17×6＝102　じゅうしちろくひゃくに
17×7＝119　じゅうしちしちひゃくじゅうく
17×8＝136　じゅうしちはひゃくさんじゅうろく
17×9＝153　じゅうしちくひゃくごじゅうさん

18の段

18×1＝18　じゅうはちいちじゅうはち
18×2＝36　じゅうはちにさんじゅうろく
18×3＝54　じゅうはちさんごじゅうし
18×4＝72　じゅうはちしななじゅうに
18×5＝90　じゅうはちごきゅうじゅう
18×6＝108　じゅうはちろくひゃくはち
18×7＝126　じゅうはちしちひゃくにじゅうろく
18×8＝144　じゅうはっぱひゃくよんじゅうし
18×9＝162　じゅうはっくひゃくろくじゅうに

19の段

19×1＝19　じゅうくいちじゅうく
19×2＝38　じゅうくにさんじゅうはち
19×3＝57　じゅうくさんごじゅうしち
19×4＝76　じゅうくしななじゅうろく
19×5＝95　じゅうくごきゅうじゅうご
19×6＝114　じゅうくろくひゃくじゅうし
19×7＝133　じゅうくしちひゃくさんじゅうさん
19×8＝152　じゅうくはひゃくごじゅうに
19×9＝171　じゅうくくひゃくななじゅういち

20の段

20×1＝20　にじゅういちにじゅう

20×2＝40　にじゅうによんじゅう
20×3＝60　にじゅうさんろくじゅう
20×4＝80　にじゅうしはちじゅう
20×5＝100　にじゅうごひゃく
20×6＝120　にじゅうろくひゃくにじゅう
20×7＝140　にじゅうしちひゃくよんじゅう
20×8＝160　にじゅうはちひゃくろくじゅう
20×9＝180　にじゅうくひゃくはちじゅう

21の段

21×1＝21　にじゅういんいちにじゅういち
21×2＝42　にじゅういんによんじゅうに
21×3＝63　にじゅういんさんろくじゅうさん
21×4＝84　にじゅういんしはちじゅうし
21×5＝105　にじゅういんごひゃくご
21×6＝126　にじゅういんろくひゃくにじゅうろく
21×7＝147　にじゅういんしちひゃくよんじゅうしち
21×8＝168　にじゅういんはちひゃくろくじゅうはち
21×9＝189　にじゅういんくひゃくはちじゅうく

22の段

22×1＝22　にじゅうにいちにじゅうに
22×2＝44　にじゅうににんよんじゅうし
22×3＝66　にじゅうにさんろくじゅうろく
22×4＝88　にじゅうにしはちじゅうはち
22×5＝110　にじゅうにごひゃくじゅう
22×6＝132　にじゅうにろくひゃくさんじゅうに
22×7＝154　にじゅうにしちひゃくごじゅうし
22×8＝176　にじゅうにはひゃくななじゅうろく
22×9＝198　にじゅうにくひゃくきゅうじゅうはち

23の段

23×1＝23　にじゅうさんいちにじゅうさん
23×2＝46　にじゅうさんによんじゅうろく
23×3＝69　にじゅうさざんろくじゅうく

23×4＝92　にじゅうさんしきゅうじゅうに
23×5＝115　にじゅうさんごひゃくじゅうご
23×6＝138　にじゅうさぶろくひゃくさんじゅうはち
23×7＝161　にじゅうさんしちひゃくろくじゅういち
23×8＝184　にじゅうさんぱひゃくはちじゅうし
23×9＝207　にじゅうさんくにひゃくなな

24の段

24×1＝24　にじゅうしいちにじゅうし
24×2＝48　にじゅうしによんじゅうはち
24×3＝72　にじゅうしさんななじゅうに
24×4＝96　にじゅうししきゅうじゅうろく
24×5＝120　にじゅうしごひゃくにじゅう
24×6＝144　にじゅうしろくひゃくよんじゅうし
24×7＝168　にじゅうししちひゃくろくじゅうはち
24×8＝192　にじゅうしはひゃくきゅうじゅうに
24×9＝216　にじゅうしくにひゃくじゅうろく

25の段

25×1＝25　にじゅうごいちにじゅうご
25×2＝50　にじゅうごにごじゅう
25×3＝75　にじゅうごさんななじゅうご
25×4＝100　にじゅうごしひゃく
25×5＝125　にじゅうごごひゃくにじゅうご
25×6＝150　にじゅうごろくひゃくごじゅう
25×7＝175　にじゅうごしちひゃくななじゅうご
25×8＝200　にじゅうごはにひゃく
25×9＝225　にじゅうごっくにひゃくにじゅうご

26の段

26×1＝26　にじゅうろくいちにじゅうろく
26×2＝52　にじゅうろくにごじゅうに
26×3＝78　にじゅうろくさんななじゅうはち
26×4＝104　にじゅうろくしひゃくよん
26×5＝130　にじゅうろくごひゃくさんじゅう

26×6＝156　にじゅうろくろくひゃくごじゅうろく
26×7＝182　にじゅうろくしちひゃくはちじゅうに
26×8＝208　にじゅうろくはにひゃくはち
26×9＝234　にじゅうろっくにひゃくさんじゅうし

27の段

27×1＝27　にじゅうしちいちにじゅうしち
27×2＝54　にじゅうしちにごじゅうし
27×3＝81　にじゅうしちさんはちじゅういち
27×4＝108　にじゅうしちしひゃくはち
27×5＝135　にじゅうしちごひゃくさんじゅうご
27×6＝162　にじゅうしちろくひゃくろくじゅうに
27×7＝189　にじゅうしちしちひゃくはちじゅうく
27×8＝216　にじゅうしちはにひゃくじゅうろく
27×9＝243　にじゅうしちくにひゃくよんじゅうさん

28の段

28×1＝28　にじゅうはちいちにじゅうはち
28×2＝56　にじゅうはちにごじゅうろく
28×3＝84　にじゅうはちさんはちじゅうし
28×4＝112　にじゅうはちしひゃくじゅうに
28×5＝140　にじゅうはちごひゃくよんじゅう
28×6＝168　にじゅうはちろくひゃくろくじゅうはち
28×7＝196　にじゅうはちしちひゃくきゅうじゅうろく
28×8＝224　にじゅうはっぱにひゃくにじゅうし
28×9＝252　にじゅうはっくにひゃくごじゅうに

29の段

29×1＝29　にじゅうくいちにじゅうく
29×2＝58　にじゅうくにごじゅうはち
29×3＝87　にじゅうくさんはちじゅうしち
29×4＝116　にじゅうくしひゃくじゅうろく
29×5＝145　にじゅうくごひゃくよんじゅうご
29×6＝174　にじゅうくろくひゃくななじゅうし
29×7＝203　にじゅうくしちにひゃくさん

29×8＝232　にじゅうくはにひゃくさんじゅうに
29×9＝261　にじゅうくくにひゃくろくじゅういち

30の段

30×1＝30　さんじゅういちさんじゅう
30×2＝60　さんじゅうにろくじゅう
30×3＝90　さんじゅうさんきゅうじゅう
30×4＝120　さんじゅうしひゃくにじゅう
30×5＝150　さんじゅうごひゃくごじゅう
30×6＝180　さんじゅうろくひゃくはちじゅう
30×7＝210　さんじゅうしちにひゃくじゅう
30×8＝240　さんじゅうはちにひゃくよんじゅう
30×9＝270　さんじゅうくにひゃくななじゅう

31の段

31×1＝31　さんじゅういんいちさんじゅういち
31×2＝62　さんじゅういんにろくじゅうに
31×3＝93　さんじゅういんさんきゅうじゅうさん
31×4＝124　さんじゅういんしひゃくにじゅうし
31×5＝155　さんじゅういんごひゃくごじゅうご
31×6＝186　さんじゅういんろくひゃくはちじゅうろく
31×7＝217　さんじゅういんしちにひゃくじゅうしち
31×8＝248　さんじゅういんはちにひゃくよんじゅうはち
31×9＝279　さんじゅういんくにひゃくななじゅうく

32の段

32×1＝32　さんじゅうにいちさんじゅうに
32×2＝64　さんじゅうににんろくじゅうし
32×3＝96　さんじゅうにさんきゅうじゅうろく
32×4＝128　さんじゅうにしひゃくにじゅうはち
32×5＝160　さんじゅうにごひゃくろくじゅう
32×6＝192　さんじゅうにろくひゃくきゅうじゅうに
32×7＝224　さんじゅうにしちにひゃくにじゅうし
32×8＝256　さんじゅうにはにひゃくごじゅうろく
32×9＝288　さんじゅうにくにひゃくはちじゅうはち

33の段

33×1＝33　さんじゅうさんいちさんじゅうさん
33×2＝66　さんじゅうさんにろくじゅうろく
33×3＝99　さんじゅうさざんきゅうじゅうく
33×4＝132　さんじゅうさんしひゃくさんじゅうに
33×5＝165　さんじゅうさんごひゃくろくじゅうご
33×6＝198　さんじゅうさぶろくひゃくきゅうじゅうはち
33×7＝231　さんじゅうさんしちにひゃくさんじゅういち
33×8＝264　さんじゅうさんぱにひゃくろくじゅうし
33×9＝297　さんじゅうさんくにひゃくきゅうじゅうしち

34の段

34×1＝34　さんじゅうしいちさんじゅうし
34×2＝68　さんじゅうしにろくじゅうはち
34×3＝102　さんじゅうしさんひゃくに
34×4＝136　さんじゅうししひゃくさんじゅうろく
34×5＝170　さんじゅうしごひゃくななじゅう
34×6＝204　さんじゅうしろくにひゃくよん
34×7＝238　さんじゅうししちにひゃくさんじゅうはち
34×8＝272　さんじゅうしはにひゃくななじゅうに
34×9＝306　さんじゅうしくさんびゃくろく

35の段

35×1＝35　さんじゅうごいちさんじゅうご
35×2＝70　さんじゅうごにななじゅう
35×3＝105　さんじゅうごさんひゃくご
35×4＝140　さんじゅうごしひゃくよんじゅう
35×5＝175　さんじゅうごごひゃくななじゅうご
35×6＝210　さんじゅうごろくにひゃくじゅう
35×7＝245　さんじゅうごしちにひゃくよんじゅうご
35×8＝280　さんじゅうごはにひゃくはちじゅう
35×9＝315　さんじゅうごっくさんびゃくじゅうご

36の段

36×1＝36　さんじゅうろくいちさんじゅうろく

36×2＝72　さんじゅうろくになながじゅうに
36×3＝108　さんじゅうろくさんひゃくはち
36×4＝144　さんじゅうろくしひゃくよんじゅうし
36×5＝180　さんじゅうろくごひゃくはちじゅう
36×6＝216　さんじゅうろくろくにひゃくじゅうろく
36×7＝252　さんじゅうろくしちにひゃくごじゅうに
36×8＝288　さんじゅうろくはにひゃくはちじゅうはち
36×9＝324　さんじゅうろっくさんびゃくにじゅうし

37の段

37×1＝37　さんじゅうしちいちさんじゅうしち
37×2＝74　さんじゅうしちになななじゅうし
37×3＝111　さんじゅうしちさんひゃくじゅういち
37×4＝148　さんじゅうしちしひゃくよんじゅうはち
37×5＝185　さんじゅうしちごひゃくはちじゅうご
37×6＝222　さんじゅうしちろくにひゃくにじゅうに
37×7＝259　さんじゅうしちしちにひゃくごじゅうく
37×8＝296　さんじゅうしちはにひゃくきゅうじゅうろく
37×9＝333　さんじゅうしちくさんびゃくさんじゅうさん

38の段

38×1＝38　さんじゅうはちいちさんじゅうはち
38×2＝76　さんじゅうはちになななじゅうろく
38×3＝114　さんじゅうはちさんひゃくじゅうし
38×4＝152　さんじゅうはちしひゃくごじゅうに
38×5＝190　さんじゅうはちごひゃくきゅうじゅう
38×6＝228　さんじゅうはちろくにひゃくにじゅうはち
38×7＝266　さんじゅうはちしちにひゃくろくじゅうろく
38×8＝304　さんじゅうはっぱさんびゃくよん
38×9＝342　さんじゅうはっくさんびゃくよんじゅうに

39の段

39×1＝39　さんじゅうくいちさんじゅうく
39×2＝78　さんじゅうくになななじゅうはち
39×3＝117　さんじゅうくさんひゃくじゅうしち

39×4＝156　さんじゅうくしひゃくごじゅうろく
39×5＝195　さんじゅうくごひゃくきゅうじゅうご
39×6＝234　さんじゅうくろくにひゃくさんじゅうし
39×7＝273　さんじゅうくしちにひゃくななじゅうさん
39×8＝312　さんじゅうくはさんびゃくじゅうに
39×9＝351　さんじゅうくくさんびゃくごじゅういち

40の段

40×1＝40　よんじゅういちよんじゅう
40×2＝80　よんじゅうにはちじゅう
40×3＝120　よんじゅうさんひゃくにじゅう
40×4＝160　よんじゅうしひゃくろくじゅう
40×5＝200　よんじゅうごにひゃく
40×6＝240　よんじゅうろくにひゃくよんじゅう
40×7＝280　よんじゅうしちにひゃくはちじゅう
40×8＝320　よんじゅうはちさんびゃくにじゅう
40×9＝360　よんじゅうくさんびゃくろくじゅう

41の段

41×1＝41　よんじゅういんいちよんじゅういち
41×2＝82　よんじゅういんにはちじゅうに
41×3＝123　よんじゅういんさんひゃくにじゅうさん
41×4＝164　よんじゅういんしひゃくろくじゅうし
41×5＝205　よんじゅういんごにひゃくご
41×6＝246　よんじゅういんろくにひゃくよんじゅうろく
41×7＝287　よんじゅういんしちにひゃくはちじゅうしち
41×8＝328　よんじゅういんはちさんびゃくにじゅうはち
41×9＝369　よんじゅういんくさんびゃくろくじゅうく

42の段

42×1＝42　よんじゅうにいちよんじゅうに
42×2＝84　よんじゅうににんはちじゅうし
42×3＝126　よんじゅうにさんひゃくにじゅうろく
42×4＝168　よんじゅうにしひゃくろくじゅうはち
42×5＝210　よんじゅうにごにひゃくじゅう

42×6＝252　よんじゅうにろくにひゃくごじゅうに
42×7＝294　よんじゅうにしちにひゃくきゅうじゅうし
42×8＝336　よんじゅうにはさんびゃくさんじゅうろく
42×9＝378　よんじゅうにくさんびゃくななじゅうはち

43の段

43×1＝43　よんじゅうさんいちよんじゅうさん
43×2＝86　よんじゅうさんにはちじゅうろく
43×3＝129　よんじゅうさざんひゃくにじゅうく
43×4＝172　よんじゅうさんしひゃくななじゅうに
43×5＝215　よんじゅうさんごにひゃくじゅうご
43×6＝258　よんじゅうさぶろくにひゃくごじゅうはち
43×7＝301　よんじゅうさんしちさんびゃくいち
43×8＝344　よんじゅうさんぱさんびゃくよんじゅうし
43×9＝387　よんじゅうさんくさんびゃくはちじゅうしち

44の段

44×1＝44　よんじゅうしいちよんじゅうし
44×2＝88　よんじゅうしにはちじゅうはち
44×3＝132　よんじゅうしさんひゃくさんじゅうに
44×4＝176　よんじゅうししひゃくななじゅうろく
44×5＝220　よんじゅうしごにひゃくにじゅう
44×6＝264　よんじゅうしろくにひゃくろくじゅうし
44×7＝308　よんじゅうししちさんびゃくはち
44×8＝352　よんじゅうしはさんびゃくごじゅうに
44×9＝396　よんじゅうしくさんびゃくきゅうじゅうろく

45の段

45×1＝45　よんじゅうごいちよんじゅうご
45×2＝90　よんじゅうごにきゅうじゅう
45×3＝135　よんじゅうごさんひゃくさんじゅうご
45×4＝180　よんじゅうごしひゃくはちじゅう
45×5＝225　よんじゅうごごにひゃくにじゅうご
45×6＝270　よんじゅうごろくにひゃくななじゅう
45×7＝315　よんじゅうごしちさんびゃくじゅうご

45×8＝360　よんじゅうごはさんびゃくろくじゅう
45×9＝405　よんじゅうごっくよんひゃくご

46の段

46×1＝46　よんじゅうろくいちよんじゅうろく
46×2＝92　よんじゅうろくにきゅうじゅうに
46×3＝138　よんじゅうろくさんひゃくさんじゅうはち
46×4＝184　よんじゅうろくしひゃくはちじゅうし
46×5＝230　よんじゅうろくごにひゃくさんじゅう
46×6＝276　よんじゅうろくろくにひゃくななじゅうろく
46×7＝322　よんじゅうろくしちさんびゃくにじゅうに
46×8＝368　よんじゅうろくはさんびゃくろくじゅうはち
46×9＝414　よんじゅうろっくよんひゃくじゅうし

47の段

47×1＝47　よんじゅうしちいちよんじゅうしち
47×2＝94　よんじゅうしちにきゅうじゅうし
47×3＝141　よんじゅうしちさんひゃくよんじゅういち
47×4＝188　よんじゅうしちしひゃくはちじゅうはち
47×5＝235　よんじゅうしちごにひゃくさんじゅうご
47×6＝282　よんじゅうしちろくにひゃくはちじゅうに
47×7＝329　よんじゅうしちしちさんびゃくにじゅうく
47×8＝376　よんじゅうしちはさんびゃくななじゅうろく
47×9＝423　よんじゅうしちくよんひゃくにじゅうさん

48の段

48×1＝48　よんじゅうはちいちよんじゅうはち
48×2＝96　よんじゅうはちにきゅうじゅうろく
48×3＝144　よんじゅうはちさんひゃくよんじゅうし
48×4＝192　よんじゅうはちしひゃくきゅうじゅうに
48×5＝240　よんじゅうはちごにひゃくよんじゅう
48×6＝288　よんじゅうはちろくにひゃくはちじゅうはち
48×7＝336　よんじゅうはちしちさんびゃくさんじゅうろく
48×8＝384　よんじゅうはっぱさんびゃくはちじゅうし
48×9＝432　よんじゅうはっくよんひゃくさんじゅうに

49の段

49×1＝49　よんじゅうくいちよんじゅうく
49×2＝98　よんじゅうくにきゅうじゅうはち
49×3＝147　よんじゅうくさんひゃくよんじゅうしち
49×4＝196　よんじゅうくしひゃくきゅうじゅうろく
49×5＝245　よんじゅうくごにひゃくよんじゅうご
49×6＝294　よんじゅうくろくにひゃくきゅうじゅうし
49×7＝343　よんじゅうくしちさんびゃくよんじゅうさん
49×8＝392　よんじゅうくはさんびゃくきゅうじゅうに
49×9＝441　よんじゅうくくよんひゃくよんじゅういち

50の段

50×1＝50　ごじゅういちごじゅう
50×2＝100　ごじゅうにひゃく
50×3＝150　ごじゅうさんひゃくごじゅう
50×4＝200　ごじゅうしにひゃく
50×5＝250　ごじゅうごにひゃくごじゅう
50×6＝300　ごじゅうろくさんびゃく
50×7＝350　ごじゅうしちさんびゃくごじゅう
50×8＝400　ごじゅうはちよんひゃく
50×9＝450　ごじゅうくよんひゃくごじゅう

51の段

51×1＝51　ごじゅういんいちごじゅういち
51×2＝102　ごじゅういんにひゃくに
51×3＝153　ごじゅういんさんひゃくごじゅうさん
51×4＝204　ごじゅういんしにひゃくよん
51×5＝255　ごじゅういんごにひゃくごじゅうご
51×6＝306　ごじゅういんろくさんびゃくろく
51×7＝357　ごじゅういんしちさんびゃくごじゅうしち
51×8＝408　ごじゅういんはちよんひゃくはち
51×9＝459　ごじゅういんくよんひゃくごじゅうく

52の段

52×1＝52　ごじゅうにいちごじゅうに

52×2＝104　ごじゅうにひゃくよん
52×3＝156　ごじゅうにさんひゃくごじゅうろく
52×4＝208　ごじゅうにしにひゃくはち
52×5＝260　ごじゅうにごにひゃくろくじゅう
52×6＝312　ごじゅうにろくさんびゃくじゅうに
52×7＝364　ごじゅうにしちさんびゃくろくじゅうし
52×8＝416　ごじゅうにはよんひゃくじゅうろく
52×9＝468　ごじゅうにくよんひゃくろくじゅうはち

53の段

53×1＝53　ごじゅうさんいちごじゅうさん
53×2＝106　ごじゅうさんにひゃくろく
53×3＝159　ごじゅうさざんひゃくごじゅうく
53×4＝212　ごじゅうさんしにひゃくじゅうに
53×5＝265　ごじゅうさんごにひゃくろくじゅうご
53×6＝318　ごじゅうさぶろくさんびゃくじゅうはち
53×7＝371　ごじゅうさんしちさんびゃくななじゅういち
53×8＝424　ごじゅうさんぱよんひゃくにじゅうし
53×9＝477　ごじゅうさんくよんひゃくななじゅうしち

54の段

54×1＝54　ごじゅうしいちごじゅうし
54×2＝108　ごじゅうしにひゃくはち
54×3＝162　ごじゅうしさんひゃくろくじゅうに
54×4＝216　ごじゅうししにひゃくじゅうろく
54×5＝270　ごじゅうしごにひゃくななじゅう
54×6＝324　ごじゅうしろくさんびゃくにじゅうし
54×7＝378　ごじゅうししちさんびゃくななじゅうはち
54×8＝432　ごじゅうしはよんひゃくさんじゅうに
54×9＝486　ごじゅうしくよんひゃくはちじゅうろく

55の段

55×1＝55　ごじゅうごいちごじゅうご
55×2＝110　ごじゅうごにひゃくじゅう
55×3＝165　ごじゅうごさんひゃくろくじゅうご

55×4＝220　ごじゅうごしにひゃくにじゅう
55×5＝275　ごじゅうごごにひゃくななじゅうご
55×6＝330　ごじゅうごろくさんびゃくさんじゅう
55×7＝385　ごじゅうごしちさんびゃくはちじゅうご
55×8＝440　ごじゅうごはよんひゃくよんじゅう
55×9＝495　ごじゅうごっくよんひゃくきゅうじゅうご

56の段

56×1＝56　ごじゅうろくいちごじゅうろく
56×2＝112　ごじゅうろくにひゃくじゅうに
56×3＝168　ごじゅうろくさんひゃくろくじゅうはち
56×4＝224　ごじゅうろくしにひゃくにじゅうし
56×5＝280　ごじゅうろくごにひゃくはちじゅう
56×6＝336　ごじゅうろくろくさんびゃくさんじゅうろく
56×7＝392　ごじゅうろくしちさんびゃくきゅうじゅうに
56×8＝448　ごじゅうろくはよんひゃくよんじゅうはち
56×9＝504　ごじゅうろっくごひゃくよん

57の段

57×1＝57　ごじゅうしちいちごじゅうしち
57×2＝114　ごじゅうしちにひゃくじゅうし
57×3＝171　ごじゅうしちさんひゃくななじゅういち
57×4＝228　ごじゅうしちしにひゃくにじゅうはち
57×5＝285　ごじゅうしちごにひゃくはちじゅうご
57×6＝342　ごじゅうしちろくさんびゃくよんじゅうに
57×7＝399　ごじゅうしちしちさんびゃくきゅうじゅうく
57×8＝456　ごじゅうしちはよんひゃくごじゅうろく
57×9＝513　ごじゅうしちくごひゃくじゅうさん

58の段

58×1＝58　ごじゅうはちいちごじゅうはち
58×2＝116　ごじゅうはちにひゃくじゅうろく
58×3＝174　ごじゅうはちさんひゃくななじゅうし
58×4＝232　ごじゅうはちしにひゃくさんじゅうに
58×5＝290　ごじゅうはちごにひゃくきゅうじゅう

58×6＝348　ごじゅうはちろくさんびゃくよんじゅうはち
58×7＝406　ごじゅうはちしちよんひゃくろく
58×8＝464　ごじゅうはっぱよんひゃくろくじゅうし
58×9＝522　ごじゅうはっくごひゃくにじゅうに

59の段

59×1＝59　ごじゅうくいちごじゅうく
59×2＝118　ごじゅうくにひゃくじゅうはち
59×3＝177　ごじゅうくさんひゃくななじゅうしち
59×4＝236　ごじゅうくしにひゃくさんじゅうろく
59×5＝295　ごじゅうくごにひゃくきゅうじゅうご
59×6＝354　ごじゅうくろくさんびゃくごじゅうし
59×7＝413　ごじゅうくしちよんひゃくじゅうさん
59×8＝472　ごじゅうくはよんひゃくななじゅうに
59×9＝531　ごじゅうくくごひゃくさんじゅういち

60の段

60×1＝60　ろくじゅういちろくじゅう
60×2＝120　ろくじゅうにひゃくにじゅう
60×3＝180　ろくじゅうさんひゃくはちじゅう
60×4＝240　ろくじゅうしにひゃくよんじゅう
60×5＝300　ろくじゅうごさんびゃく
60×6＝360　ろくじゅうろくさんびゃくろくじゅう
60×7＝420　ろくじゅうしちよんひゃくにじゅう
60×8＝480　ろくじゅうはちよんひゃくはちじゅう
60×9＝540　ろくじゅうくごひゃくよんじゅう

61の段

61×1＝61　ろくじゅういんいちろくじゅういち
61×2＝122　ろくじゅういんにひゃくにじゅうに
61×3＝183　ろくじゅういんさんひゃくはちじゅうさん
61×4＝244　ろくじゅういんしにひゃくよんじゅうし
61×5＝305　ろくじゅういんごさんびゃくご
61×6＝366　ろくじゅういんろくさんびゃくろくじゅうろく
61×7＝427　ろくじゅういんしちよんひゃくにじゅうしち

61×8＝488　ろくじゅういんはちよんひゃくはちじゅうはち
61×9＝549　ろくじゅういんくごひゃくよんじゅうく

62の段

62×1＝62　ろくじゅうにいちろくじゅうに
62×2＝124　ろくじゅうににんひゃくにじゅうし
62×3＝186　ろくじゅうにさんひゃくはちじゅうろく
62×4＝248　ろくじゅうにしにひゃくよんじゅうはち
62×5＝310　ろくじゅうにごさんびゃくじゅう
62×6＝372　ろくじゅうにろくさんびゃくななじゅうに
62×7＝434　ろくじゅうにしちよんひゃくさんじゅうし
62×8＝496　ろくじゅうにはよんひゃくきゅうじゅうろく
62×9＝558　ろくじゅうにくごひゃくごじゅうはち

63の段

63×1＝63　ろくじゅうさんいちろくじゅうさん
63×2＝126　ろくじゅうさんにひゃくにじゅうろく
63×3＝189　ろくじゅうさざんひゃくはちじゅうく
63×4＝252　ろくじゅうさんしにひゃくごじゅうに
63×5＝315　ろくじゅうさんごさんびゃくじゅうご
63×6＝378　ろくじゅうさぶろくさんびゃくななじゅうはち
63×7＝441　ろくじゅうさんしちよんひゃくよんじゅういち
63×8＝504　ろくじゅうさんぱごひゃくよん
63×9＝567　ろくじゅうさんくごひゃくろくじゅうしち

64の段

64×1＝64　ろくじゅうしいちろくじゅうし
64×2＝128　ろくじゅうしにひゃくにじゅうはち
64×3＝192　ろくじゅうしさんひゃくきゅうじゅうに
64×4＝256　ろくじゅうししにひゃくごじゅうろく
64×5＝320　ろくじゅうしごさんびゃくにじゅう
64×6＝384　ろくじゅうしろくさんびゃくはちじゅうし
64×7＝448　ろくじゅうししちよんひゃくよんじゅうはち
64×8＝512　ろくじゅうしはごひゃくじゅうに
64×9＝576　ろくじゅうしくごひゃくななじゅうろく

65の段

65×1=65　ろくじゅうごいちろくじゅうご
65×2=130　ろくじゅうごにひゃくさんじゅう
65×3=195　ろくじゅうごさんひゃくきゅうじゅうご
65×4=260　ろくじゅうごしにひゃくろくじゅう
65×5=325　ろくじゅうごごさんびゃくにじゅうご
65×6=390　ろくじゅうごろくさんびゃくきゅうじゅう
65×7=455　ろくじゅうごしちよんひゃくごじゅうご
65×8=520　ろくじゅうごはごひゃくにじゅう
65×9=585　ろくじゅうごっくごひゃくはちじゅうご

66の段

66×1=66　ろくじゅうろくいちろくじゅうろく
66×2=132　ろくじゅうろくにひゃくさんじゅうに
66×3=198　ろくじゅうろくさんひゃくきゅうじゅうはち
66×4=264　ろくじゅうろくしにひゃくろくじゅうし
66×5=330　ろくじゅうろくごさんびゃくさんじゅう
66×6=396　ろくじゅうろくろくさんびゃくきゅうじゅうろく
66×7=462　ろくじゅうろくしちよんひゃくろくじゅうに
66×8=528　ろくじゅうろくはごひゃくにじゅうはち
66×9=594　ろくじゅうろっくごひゃくきゅうじゅうし

67の段

67×1=67　ろくじゅうしちいちろくじゅうしち
67×2=134　ろくじゅうしちにひゃくさんじゅうし
67×3=201　ろくじゅうしちさんにひゃくいち
67×4=268　ろくじゅうしちしにひゃくろくじゅうはち
67×5=335　ろくじゅうしちごさんびゃくさんじゅうご
67×6=402　ろくじゅうしちろくよんひゃくに
67×7=469　ろくじゅうしちしちよんひゃくろくじゅうく
67×8=536　ろくじゅうしちはごひゃくさんじゅうろく
67×9=603　ろくじゅうしちくろっぴゃくさん

68の段

68×1=68　ろくじゅうはちいちろくじゅうはち

68×2＝136　ろくじゅうはちにひゃくさんじゅうろく
68×3＝204　ろくじゅうはちさんにひゃくよん
68×4＝272　ろくじゅうはちしにひゃくななじゅうに
68×5＝340　ろくじゅうはちごさんびゃくよんじゅう
68×6＝408　ろくじゅうはちろくよんひゃくはち
68×7＝476　ろくじゅうはちしちよんひゃくななじゅうろく
68×8＝544　ろくじゅうはっぱごひゃくよんじゅうし
68×9＝612　ろくじゅうはっくろっぴゃくじゅうに

69の段

69×1＝69　ろくじゅうくいちろくじゅうく
69×2＝138　ろくじゅうくにひゃくさんじゅうはち
69×3＝207　ろくじゅうくさんにひゃくなな
69×4＝276　ろくじゅうくしにひゃくななじゅうろく
69×5＝345　ろくじゅうくごさんびゃくよんじゅうご
69×6＝414　ろくじゅうくろくよんひゃくじゅうし
69×7＝483　ろくじゅうくしちよんひゃくはちじゅうさん
69×8＝552　ろくじゅうくはごひゃくごじゅうに
69×9＝621　ろくじゅうくくろっぴゃくにじゅういち

70の段

70×1＝70　ななじゅういちななじゅう
70×2＝140　ななじゅうにひゃくよんじゅう
70×3＝210　ななじゅうさんにひゃくじゅう
70×4＝280　ななじゅうしにひゃくはちじゅう
70×5＝350　ななじゅうごさんびゃくごじゅう
70×6＝420　ななじゅうろくよんひゃくにじゅう
70×7＝490　ななじゅうしちよんひゃくきゅうじゅう
70×8＝560　ななじゅうはちごひゃくろくじゅう
70×9＝630　ななじゅうくろっぴゃくさんじゅう

71の段

71×1＝71　ななじゅういんいちななじゅういち
71×2＝142　ななじゅういんにひゃくよんじゅうに
71×3＝213　ななじゅういんさんにひゃくじゅうさん

71×4＝284　ななじゅういんしにひゃくはちじゅうし
71×5＝355　ななじゅういんごさんびゃくごじゅうご
71×6＝426　ななじゅういんろくよんひゃくにじゅうろく
71×7＝497　ななじゅういんしちよんひゃくきゅうじゅうしち
71×8＝568　ななじゅういんはちごひゃくろくじゅうはち
71×9＝639　ななじゅういんくろっぴゃくさんじゅうく

72の段

72×1＝72　ななじゅうにいちななじゅうに
72×2＝144　ななじゅうににんひゃくよんじゅうし
72×3＝216　ななじゅうにさんにひゃくじゅうろく
72×4＝288　ななじゅうにしにひゃくはちじゅうはち
72×5＝360　ななじゅうにごさんびゃくろくじゅう
72×6＝432　ななじゅうにろくよんひゃくさんじゅうに
72×7＝504　ななじゅうにしちごひゃくよん
72×8＝576　ななじゅうにはごひゃくななじゅうろく
72×9＝648　ななじゅうにくろっぴゃくよんじゅうはち

73の段

73×1＝73　ななじゅうさんいちななじゅうさん
73×2＝146　ななじゅうさんにひゃくよんじゅうろく
73×3＝219　ななじゅうさざんにひゃくじゅうく
73×4＝292　ななじゅうさんしにひゃくきゅうじゅうに
73×5＝365　ななじゅうさんごさんびゃくろくじゅうご
73×6＝438　ななじゅうさぶろくよんひゃくさんじゅうはち
73×7＝511　ななじゅうさんしちごひゃくじゅういち
73×8＝584　ななじゅうさんぱごひゃくはちじゅうし
73×9＝657　ななじゅうさんくろっぴゃくごじゅうしち

74の段

74×1＝74　ななじゅうしいちななじゅうし
74×2＝148　ななじゅうしにひゃくよんじゅうはち
74×3＝222　ななじゅうしさんにひゃくにじゅうに
74×4＝296　ななじゅうししにひゃくきゅうじゅうろく
74×5＝370　ななじゅうしごさんびゃくななじゅう

74×6＝444　ななじゅうしろくよんひゃくよんじゅうし
74×7＝518　ななじゅうししちごひゃくじゅうはち
74×8＝592　ななじゅうしはごひゃくきゅうじゅうに
74×9＝666　ななじゅうしくろっぴゃくろくじゅうろく

75の段

75×1＝75　ななじゅうごいちななじゅうご
75×2＝150　ななじゅうごにひゃくごじゅう
75×3＝225　ななじゅうごさんにひゃくにじゅうご
75×4＝300　ななじゅうごしさんびゃく
75×5＝375　ななじゅうごごさんびゃくななじゅうご
75×6＝450　ななじゅうごろくよんひゃくごじゅう
75×7＝525　ななじゅうごしちごひゃくにじゅうご
75×8＝600　ななじゅうごはろっぴゃく
75×9＝675　ななじゅうごっくろっぴゃくななじゅうご

76の段

76×1＝76　ななじゅうろくいちななじゅうろく
76×2＝152　ななじゅうろくにひゃくごじゅうに
76×3＝228　ななじゅうろくさんにひゃくにじゅうはち
76×4＝304　ななじゅうろくしさんびゃくよん
76×5＝380　ななじゅうろくごさんびゃくはちじゅう
76×6＝456　ななじゅうろくろくよんひゃくごじゅうろく
76×7＝532　ななじゅうろくしちごひゃくさんじゅうに
76×8＝608　ななじゅうろくはろっぴゃくはち
76×9＝684　ななじゅうろっくろっぴゃくはちじゅうし

77の段

77×1＝77　ななじゅうしちいちななじゅうしち
77×2＝154　ななじゅうしちにひゃくごじゅうし
77×3＝231　ななじゅうしちさんにひゃくさんじゅういち
77×4＝308　ななじゅうしちしさんびゃくはち
77×5＝385　ななじゅうしちごさんびゃくはちじゅうご
77×6＝462　ななじゅうしちろくよんひゃくろくじゅうに
77×7＝539　ななじゅうしちしちごひゃくさんじゅうく

77×8＝616　ななじゅうしちはろっぴゃくじゅうろく
77×9＝693　ななじゅうしちくろっぴゃくきゅうじゅうさん

78の段

78×1＝78　ななじゅうはちいちななじゅうはち
78×2＝156　ななじゅうはちにひゃくごじゅうろく
78×3＝234　ななじゅうはちさんにひゃくさんじゅうし
78×4＝312　ななじゅうはちしさんびゃくじゅうに
78×5＝390　ななじゅうはちごさんびゃくきゅうじゅう
78×6＝468　ななじゅうはちろくよんひゃくろくじゅうはち
78×7＝546　ななじゅうはちしちごひゃくよんじゅうろく
78×8＝624　ななじゅうはっぱろっぴゃくにじゅうし
78×9＝702　ななじゅうはっくななひゃくに

79の段

79×1＝79　ななじゅうくいちななじゅうく
79×2＝158　ななじゅうくにひゃくごじゅうはち
79×3＝237　ななじゅうくさんにひゃくさんじゅうしち
79×4＝316　ななじゅうくしさんびゃくじゅうろく
79×5＝395　ななじゅうくごさんびゃくきゅうじゅうご
79×6＝474　ななじゅうくろくよんひゃくななじゅうし
79×7＝553　ななじゅうくしちごひゃくごじゅうさん
79×8＝632　ななじゅうくはろっぴゃくさんじゅうに
79×9＝711　ななじゅうくくななひゃくじゅういち

80の段

80×1＝80　はちじゅういちはちじゅう
80×2＝160　はちじゅうにひゃくろくじゅう
80×3＝240　はちじゅうさんにひゃくよんじゅう
80×4＝320　はちじゅうしさんびゃくにじゅう
80×5＝400　はちじゅうごよんひゃく
80×6＝480　はちじゅうろくよんひゃくはちじゅう
80×7＝560　はちじゅうしちごひゃくろくじゅう
80×8＝640　はちじゅうはちろっぴゃくよんじゅう
80×9＝720　はちじゅうくななひゃくにじゅう

81の段

81×1＝81　はちじゅういんいちはちじゅういち
81×2＝162　はちじゅういんにひゃくろくじゅうに
81×3＝243　はちじゅういんさんにひゃくよんじゅうさん
81×4＝324　はちじゅういんしさんびゃくにじゅうし
81×5＝405　はちじゅういんごよんひゃくご
81×6＝486　はちじゅういんろくよんひゃくはちじゅうろく
81×7＝567　はちじゅういんしちごひゃくろくじゅうしち
81×8＝648　はちじゅういんはちろっぴゃくよんじゅうはち
81×9＝729　はちじゅういんくななひゃくにじゅうく

82の段

82×1＝82　はちじゅうにいちはちじゅうに
82×2＝164　はちじゅうににんひゃくろくじゅうし
82×3＝246　はちじゅうにさんにひゃくよんじゅうろく
82×4＝328　はちじゅうにしさんびゃくにじゅうはち
82×5＝410　はちじゅうにごよんひゃくじゅう
82×6＝492　はちじゅうにろくよんひゃくきゅうじゅうに
82×7＝574　はちじゅうにしちごひゃくななじゅうし
82×8＝656　はちじゅうにはろっぴゃくごじゅうろく
82×9＝738　はちじゅうにくななひゃくさんじゅうはち

83の段

83×1＝83　はちじゅうさんいちはちじゅうさん
83×2＝166　はちじゅうさんにひゃくろくじゅうろく
83×3＝249　はちじゅうさざんにひゃくよんじゅうく
83×4＝332　はちじゅうさんしさんびゃくさんじゅうに
83×5＝415　はちじゅうさんごよんひゃくじゅうご
83×6＝498　はちじゅうさぶろくよんひゃくきゅうじゅうはち
83×7＝581　はちじゅうさんしちごひゃくはちじゅういち
83×8＝664　はちじゅうさんぱろっぴゃくろくじゅうし
83×9＝747　はちじゅうさんくななひゃくよんじゅうしち

84の段

84×1＝84　はちじゅうしいちはちじゅうし

84×2＝168　はちじゅうしにひゃくろくじゅうはち
84×3＝252　はちじゅうしさんにひゃくごじゅうに
84×4＝336　はちじゅうししさんびゃくさんじゅうろく
84×5＝420　はちじゅうしごよんひゃくにじゅう
84×6＝504　はちじゅうしろくごひゃくよん
84×7＝588　はちじゅうししちごひゃくはちじゅうはち
84×8＝672　はちじゅうしはろっぴゃくななじゅうに
84×9＝756　はちじゅうしくななひゃくごじゅうろく

85の段

85×1＝85　はちじゅうごいちはちじゅうご
85×2＝170　はちじゅうごにひゃくななじゅう
85×3＝255　はちじゅうごさんにひゃくごじゅうご
85×4＝340　はちじゅうごしさんびゃくよんじゅう
85×5＝425　はちじゅうごごよんひゃくにじゅうご
85×6＝510　はちじゅうごろくごひゃくじゅう
85×7＝595　はちじゅうごしちごひゃくきゅうじゅうご
85×8＝680　はちじゅうごはろっぴゃくはちじゅう
85×9＝765　はちじゅうごっくななひゃくろくじゅうご

86の段

86×1＝86　はちじゅうろくいちはちじゅうろく
86×2＝172　はちじゅうろくにひゃくななじゅうに
86×3＝258　はちじゅうろくさんにひゃくごじゅうはち
86×4＝344　はちじゅうろくしさんびゃくよんじゅうし
86×5＝430　はちじゅうろくごよんひゃくさんじゅう
86×6＝516　はちじゅうろくろくごひゃくじゅうろく
86×7＝602　はちじゅうろくしちろっぴゃくに
86×8＝688　はちじゅうろくはろっぴゃくはちじゅうはち
86×9＝774　はちじゅうろっくななひゃくななじゅうし

87の段

87×1＝87　はちじゅうしちいちはちじゅうしち
87×2＝174　はちじゅうしちにひゃくななじゅうし
87×3＝261　はちじゅうしちさんにひゃくろくじゅういち

87×4＝348　はちじゅうしちしさんびゃくよんじゅうはち
87×5＝435　はちじゅうしちごよんひゃくさんじゅうご
87×6＝522　はちじゅうしちろくごひゃくにじゅうに
87×7＝609　はちじゅうしちしちろっぴゃくきゅう
87×8＝696　はちじゅうしちはろっぴゃくきゅうじゅうろく
87×9＝783　はちじゅうしちくななひゃくはちじゅうさん

88の段

88×1＝88　はちじゅうはちいちはちじゅうはち
88×2＝176　はちじゅうはちにひゃくななじゅうろく
88×3＝264　はちじゅうはちさんにひゃくろくじゅうし
88×4＝352　はちじゅうはちしさんびゃくごじゅうに
88×5＝440　はちじゅうはちごよんひゃくよんじゅう
88×6＝528　はちじゅうはちろくごひゃくにじゅうはち
88×7＝616　はちじゅうはちしちろっぴゃくじゅうろく
88×8＝704　はちじゅうはっぱななひゃくよん
88×9＝792　はちじゅうはっくななひゃくきゅうじゅうに

89の段

89×1＝89　はちじゅうくいちはちじゅうく
89×2＝178　はちじゅうくにひゃくななじゅうはち
89×3＝267　はちじゅうくさんにひゃくろくじゅうしち
89×4＝356　はちじゅうくしさんびゃくごじゅうろく
89×5＝445　はちじゅうくごよんひゃくよんじゅうご
89×6＝534　はちじゅうくろくごひゃくさんじゅうし
89×7＝623　はちじゅうくしちろっぴゃくにじゅうさん
89×8＝712　はちじゅうくはななひゃくじゅうに
89×9＝801　はちじゅうくくはっぴゃくいち

90の段

90×1＝90　きゅうじゅういちきゅうじゅう
90×2＝180　きゅうじゅうにひゃくはちじゅう
90×3＝270　きゅうじゅうさんにひゃくななじゅう
90×4＝360　きゅうじゅうしさんびゃくろくじゅう
90×5＝450　きゅうじゅうごよんひゃくごじゅう

90×6＝540　きゅうじゅうろくごひゃくよんじゅう
90×7＝630　きゅうじゅうしちろっぴゃくさんじゅう
90×8＝720　きゅうじゅうはちななひゃくにじゅう
90×9＝810　きゅうじゅうくはっぴゃくじゅう

91の段

91×1＝91　きゅうじゅういんいちきゅうじゅういち
91×2＝182　きゅうじゅういんにひゃくはちじゅうに
91×3＝273　きゅうじゅういんさんにひゃくななじゅうさん
91×4＝364　きゅうじゅういんしさんびゃくろくじゅうし
91×5＝455　きゅうじゅういんごよんひゃくごじゅうご
91×6＝546　きゅうじゅういんろくごひゃくよんじゅうろく
91×7＝637　きゅうじゅういんしちろっぴゃくさんじゅうしち
91×8＝728　きゅうじゅういんはちななひゃくにじゅうはち
91×9＝819　きゅうじゅういんくはっぴゃくじゅうく

92の段

92×1＝92　きゅうじゅうにいちきゅうじゅうに
92×2＝184　きゅうじゅうににんひゃくはちじゅうし
92×3＝276　きゅうじゅうにさんにひゃくななじゅうろく
92×4＝368　きゅうじゅうにしさんびゃくろくじゅうはち
92×5＝460　きゅうじゅうにごよんひゃくろくじゅう
92×6＝552　きゅうじゅうにろくごひゃくごじゅうに
92×7＝644　きゅうじゅうにしちろっぴゃくよんじゅうし
92×8＝736　きゅうじゅうにはななひゃくさんじゅうろく
92×9＝828　きゅうじゅうにくはっぴゃくにじゅうはち

93の段

93×1＝93　きゅうじゅうさんいちきゅうじゅうさん
93×2＝186　きゅうじゅうさんにひゃくはちじゅうろく
93×3＝279　きゅうじゅうさざんにひゃくななじゅうく
93×4＝372　きゅうじゅうさんしさんびゃくななじゅうに
93×5＝465　きゅうじゅうさんごよんひゃくろくじゅうご
93×6＝558　きゅうじゅうさぶろくごひゃくごじゅうはち
93×7＝651　きゅうじゅうさんしちろっぴゃくごじゅういち

93×8=744　きゅうじゅうさんぱななひゃくよんじゅうし
93×9=837　きゅうじゅうさんくはっぴゃくさんじゅうしち

94の段

94×1=94　きゅうじゅうしいちきゅうじゅうし
94×2=188　きゅうじゅうしにひゃくはちじゅうはち
94×3=282　きゅうじゅうしさんにひゃくはちじゅうに
94×4=376　きゅうじゅうししさんびゃくななじゅうろく
94×5=470　きゅうじゅうしごよんひゃくななじゅう
94×6=564　きゅうじゅうしろくごひゃくろくじゅうし
94×7=658　きゅうじゅうししちろっぴゃくごじゅうはち
94×8=752　きゅうじゅうしはななひゃくごじゅうに
94×9=846　きゅうじゅうしくはっぴゃくよんじゅうろく

95の段

95×1=95　きゅうじゅうごいちきゅうじゅうご
95×2=190　きゅうじゅうごにひゃくきゅうじゅう
95×3=285　きゅうじゅうごさんにひゃくはちじゅうご
95×4=380　きゅうじゅうごしさんびゃくはちじゅう
95×5=475　きゅうじゅうごごよんひゃくななじゅうご
95×6=570　きゅうじゅうごろくごひゃくななじゅう
95×7=665　きゅうじゅうごしちろっぴゃくろくじゅうご
95×8=760　きゅうじゅうごはななひゃくろくじゅう
95×9=855　きゅうじゅうごっくはっぴゃくごじゅうご

96の段

96×1=96　きゅうじゅうろくいちきゅうじゅうろく
96×2=192　きゅうじゅうろくにひゃくきゅうじゅうに
96×3=288　きゅうじゅうろくさんにひゃくはちじゅうはち
96×4=384　きゅうじゅうろくしさんびゃくはちじゅうし
96×5=480　きゅうじゅうろくごよんひゃくはちじゅう
96×6=576　きゅうじゅうろくろくごひゃくななじゅうろく
96×7=672　きゅうじゅうろくしちろっぴゃくななじゅうに
96×8=768　きゅうじゅうろくはななひゃくろくじゅうはち
96×9=864　きゅうじゅうろっくはっぴゃくろくじゅうし

97の段

97×1＝97　きゅうじゅうしちいちきゅうじゅうしち
97×2＝194　きゅうじゅうしちにひゃくきゅうじゅうし
97×3＝291　きゅうじゅうしちさんにひゃくきゅうじゅういち
97×4＝388　きゅうじゅうしちしさんびゃくはちじゅうはち
97×5＝485　きゅうじゅうしちごよんひゃくはちじゅうご
97×6＝582　きゅうじゅうしちろくごひゃくはちじゅうに
97×7＝679　きゅうじゅうしちしちろっぴゃくななじゅうく
97×8＝776　きゅうじゅうしちはななひゃくななじゅうろく
97×9＝873　きゅうじゅうしちくはっぴゃくななじゅうさん

98の段

98×1＝98　きゅうじゅうはちいちきゅうじゅうはち
98×2＝196　きゅうじゅうはちにひゃくきゅうじゅうろく
98×3＝294　きゅうじゅうはちさんにひゃくきゅうじゅうし
98×4＝392　きゅうじゅうはちしさんびゃくきゅうじゅうに
98×5＝490　きゅうじゅうはちごよんひゃくきゅうじゅう
98×6＝588　きゅうじゅうはちろくごひゃくはちじゅうはち
98×7＝686　きゅうじゅうはちしちろっぴゃくはちじゅうろく
98×8＝784　きゅうじゅうはっぱななひゃくはちじゅうし
98×9＝882　きゅうじゅうはっくはっぴゃくはちじゅうに

99の段

99×1＝99　きゅうじゅうくいちきゅうじゅうく
99×2＝198　きゅうじゅうくにひゃくきゅうじゅうはち
99×3＝297　きゅうじゅうくさんにひゃくきゅうじゅうしち
99×4＝396　きゅうじゅうくしさんびゃくきゅうじゅうろく
99×5＝495　きゅうじゅうくごよんひゃくきゅうじゅうご
99×6＝594　きゅうじゅうくろくごひゃくきゅうじゅうし
99×7＝693　きゅうじゅうくしちろっぴゃくきゅうじゅうさん
99×8＝792　きゅうじゅうくはななひゃくきゅうじゅうに
99×9＝891　きゅうじゅうくくはっぴゃくきゅうじゅういち

メ　モ

あとがき

本書は「『二桁九九』で眠る」「睡眠を測定する」「コロナ禍2020」の３部構成です。そして、巻末には「ふりがなつき『二桁九九』」がついています。

巻末の「ふりがなつき『二桁九九』」は「数式」と「ふりがな」だけです。ですから付録のようなものだと思う人がいるかもしれませんが、決してそうではありません。「二桁九九」を料理に例えれば、「ふりがなつき『二桁九九』」はレシピみたいなもので、もしかしたら本書の肝(きも)とでも言うべきものかもしれません。

家族のみんなが大好きで、いつも作っていたはずなのに、いつの間にか作らなくなってふと気付いたら作り方も分からなくなってしまっている。そんな料理はありませんか？　わたしにはいくつもあります。そんな苦い経験から料理をレシピとして残すようになってずいぶん経ちます。

母のおせち料理もレシピに残しました。母が逝って10年、姉妹の中でわたしだけが母のおせち料理を作り続けています。最近、娘がそのレシピを見ながらごまめや黒豆を作るようになりました。

睡眠法として「二桁九九」が良いのではないかと思った時に、真っ先にやったのは「ふりがなつき『二桁九九』」を書き残すことでした。どんなに一生懸命やっていても、ふとした拍子にやらなくなってしまうかもしれません。「二桁九九」ってどうやるんだったけなんてことにもなりかねないからです。

「二桁九九」にふりがなをつける作業はずいぶん手間のかかる作業でしたが、書き上げて妙に安心したことを思い出します。数字の圧迫感をなくすためにEulerフォント（AMS Euler）を使って組版しました。Eulerフォントは字の上手な数学者が手書きしたような柔らかさが特徴のフォントです。数字の嫌いな人でも「二桁九九」をやってみようかな、という気持ちになってもらえれば幸いです。

編集を手掛けてくださった久保則之さんには大変、お世話になりました。彼の存在がなかったら本書は世に出ることはなかったと思います。それは、あけび書房から2014年に出版した『専業主婦になるということ』、同じくあけび書房から2017年に共訳で出版した『ベル・フックスの「フェミニズム理論」』も同じことです。

あけび書房は2014年、第30回梓会出版文化賞を受賞しました。そのような出版社で当時、あけび書房の代表だった久保さんに自分の本を出版させてもらったことをわたしは誇りに思っています。久保さんは今年5月にあけび書房を勇退され、久保企画編集室を立ち上げられました。これからも編集者として辣腕を振るい、出版活動に尽力されることを願ってやみません

最後に、心からの感謝を込めて
つたない本ではありますが、
久保企画編集室の久保則之代表に、この本を捧げます。

2021年6月30日　　野﨑 佐和

野崎 佐和（のざきさわ）

1949年、宮崎生まれ。早稲田大学文学部日本文学科卒業。
団塊の世代（1947年、1948年、1949年生まれ）３きょうだいの末っ子として生を受け、戦後日本の高度成長とともに歳を重ねて今日に至る。

通算30年間にわたる専業主婦の生活を経て、2014年、あけび書房より『専業主婦になるということ』を出版。2017年、同じくあけび書房より『ベル・フックスの「フェミニズム理論」』（共訳。2020年３月に点訳。視覚障害者のためのサピエ図書館データベースにて公開）を出版。

日本心理学会認定心理士。１級ファイナンシャル・プランニング技能士（ＣＦＰ）。

「二桁九九」で眠る

2021年７月20日　第１刷発行©

著　者　野崎 佐和
発行者　岡林 信一
発行所　あけび書房株式会社
〒120-0015 東京都足立区足立１－10－９－703
電話：03.5888.4142　FAX：03.5888.4448
info@akebishobo.com　https://akebishobo.com

装丁／森近恵子（アルファデザイン）
編集／久保則之（久保企画編集室）
版下／アテネ社　印刷・製本／モリモト印刷

ISBN978-4-87154-193-0 C0095